# 小儿验方

# 妈妈做

## 全彩实操版

何世桢　编著

中国中医药出版社

·北京·

**图书在版编目（CIP）数据**

小儿验方妈妈做：全彩实操版 / 何世桢编著 .—

北京：中国中医药出版社，2020.10

ISBN 978 – 7 – 5132 – 5931 – 6

Ⅰ . ①小… Ⅱ . ①何… Ⅲ . ①小儿疾病—验方—汇编

Ⅳ . ① R289.54

中国版本图书馆 CIP 数据核字（2019）第 276685 号

---

**中国中医药出版社出版**

北京经济技术开发区科创十三街 31 号院二区 8 号楼

邮政编码 100176

传真 010-64405750

河北仁润印刷有限公司印刷

各地新华书店经销

开本 710×1000 1/16 印张 12 字数 186 千字

2020 年 10 月第 1 版 2020 年 10 月第 1 次印刷

书号 ISBN 978 – 7 – 5132 – 5931 – 6

定价 59.80 元

网址 www.cptcm.com

社 长 热 线 010-64405720

购 书 热 线 010-89535836

维 权 打 假 010-64405753

微信服务号 zgzyycbs

微商城网址 https://kdt.im/LIdUGr

官 方 微 博 http://e.weibo.com/cptcm

天猫旗舰店网址 https://zgzyycbs.tmall.com

如有印装质量问题请与本社出版部联系（010-64405510）

版权专有 侵权必究

# 手把手教您做儿科医生的经验方

2012 年正月，在新年的爆竹声中，我的孩子降生了。一个新生命的到来也改变了我原有的家庭生活。孩子的每一天都是不一样的，从一天到晚睡觉再到会翻身、爬、走、说话、跑、跳……，孩子给我带来了无尽的欢乐。当然，孩子生病也是在所难免的。

我所在的医院——河南中医药大学第一附属医院是河南省规模最大、建院最早的省级综合性中医医院，也是全国三级甲等中医院。医院在全国都非常有名气，其中儿科在全国也非常有影响力。孩子一不舒服，我就会给医院儿科的医生"找麻烦"。有时候打电话给他们请他们"遥控指导"，有时候就直接带孩子到医院门诊或者病房去求治。一般而言，医学对于很多宝妈宝爸们来讲是陌生的，是难以理解的。但是，我在孩子生病的求诊过程中发现，大夫给我（包括其他的家长）讲的防病、治病的知识却非常通俗易懂。

比如孩子发烧。

孩子发烧时，很多家长非常担心，一见孩子发烧恨不得马上把孩子的体温降下来。有一次，一个儿科医生跟我讲了一个她的亲身经历，有一位戴着眼镜、看起来文化素

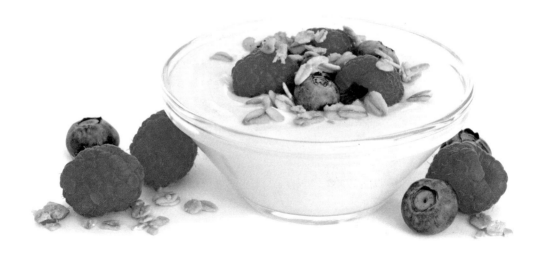

质很高的母亲，抱着孩子来看发烧。药开完了，她拿着病历本居然一下子眼泪就掉下来了，然后就歇斯底里地哭着指着大夫说："我孩子都烧成这样了，为什么不给开抗生素？我不让你给孩子看病了！"然后抱着孩子扭头就走，也不给大夫一句解释的机会，一直到走出诊室，在候诊的走廊上，她都能听到这位妈妈重复着那句话"孩子都烧成这样了，也不给开抗生素"。

其实，小孩子生病的时候，就像"外敌"在入侵小儿的身体，这时候，人的大脑会发出指令，派一支白细胞"部队"去抵抗入侵。这时候，人体的白细胞增多，抗体生成活跃，肝脏的解毒功能增强，物质代谢速度加快，能使病人的抵抗力有所提高。这时候人体就处于一种发烧状态。

试想一下，这时候如果家长让孩子吃退烧药、抗生素，就好像突然来了个蛮不讲理的"调解员"，说："你们先别打了，暂时休兵！"孩子的烧当时是退下了，但是退烧药的药效一过，双方还是要"打起来"的，这样就会形成小儿反复发烧的情况。

再比如孩子咳嗽。

小儿常见的咳嗽也是人体的保护性反应，可以把吸入人体的脏东西，如灰尘、尘螨、致敏原、致病菌等咳出体外。很多家长一听见孩子咳两声，就赶紧给孩子用止咳药，试想一下，这样孩子的咳嗽能止住吗？过段时间孩子的咳嗽肯定就又起来了。我的孩子在一岁半的时候，不知道什么原因就开始咳嗽了，喉咙里总感觉有痰咳不出来。我带他到医院儿科去看病，当时就问大夫，是不是给孩子买点止咳的药啊。大夫摇了摇头，说，不行。现在小孩子最重要的是宣肺化痰，没痰了，自然就不咳了。如果你给他用止咳药，他的痰出不来，到时候还是要咳。

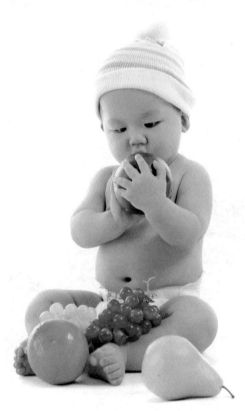

慢慢地，我发现儿科医生给我讲的东西太生动了，太有用了。于是，我养成了记笔记的习惯。我把儿科医生告诉我的育儿知识、小验方等都记在电脑上。到了2014年10月，我写

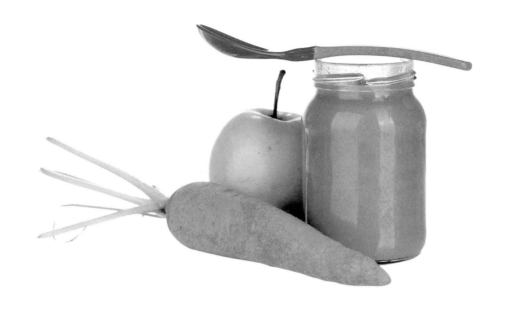

成了第一本育儿书《让孩子不挑食脾不虚身体棒》。图书出版以后，反响非常好，仅当当网上的评论就达到了 1900 多条。2014 年底，我开通了"健康去哪了"微信订阅号，到现在已经聚集了 10 万多粉丝。每天都会有很多宝妈在上面留言。我发现，宝妈们问的问题其实是非常有共性的。比如感冒发烧、食积、便秘、腹泻等，是每位家长都会碰到的问题。对于这些问得比较集中的问题，我都会采访我们医院的儿科医生专门进行解答。2015 年 11 月，我把宝妈们比较集中的 70 多个问题找儿科医生咨询后结集成书出版，这就是我的第二本育儿书《捏小手开小方好孩子身体棒》。一直到现在，我的微信订阅号仍然在不断地更新，已有 5 年时间了，从未间断。

这期间，儿科的专家们给我讲了很多非常有效、实用的小方法，这些小方法都是他们行医数十年的经验方。我在微信订阅号上讲这些方法的时候，因为没有图片，很多宝妈在制作的过程中出现了困难。于是，我萌生了把多年来儿科医生给我讲的经验方进行汇集，然后以图文方式结集出版的想法。经过半年的不懈努力，此书终于完稿出版。

我心甚喜，这也是为中医的推广做了件好事，为宝妈们做了件好事！祝天下宝宝身体健康！

何世桢

2020 年 2 月 17 日

注：本书中部分验方中添加了中药材，请在中医师或药师指导下使用。

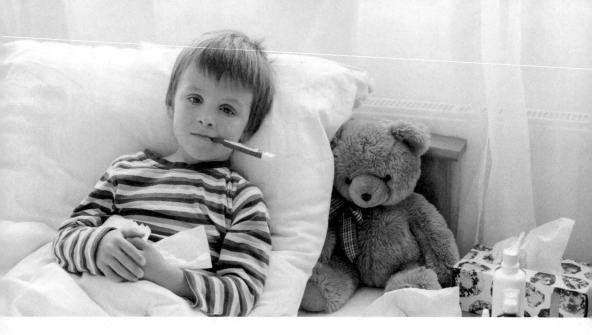

# 目录

## 第一篇　小儿感冒发烧有验方

## 第二篇　小儿咳嗽咳痰有验方

## 第三篇　小儿脾胃问题有验方

## 第五篇　小儿生长发育有验方

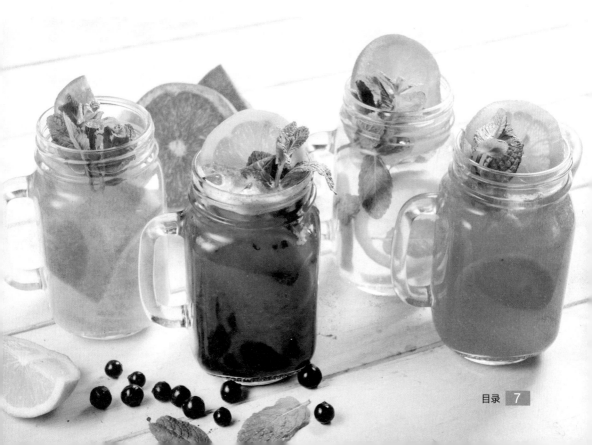

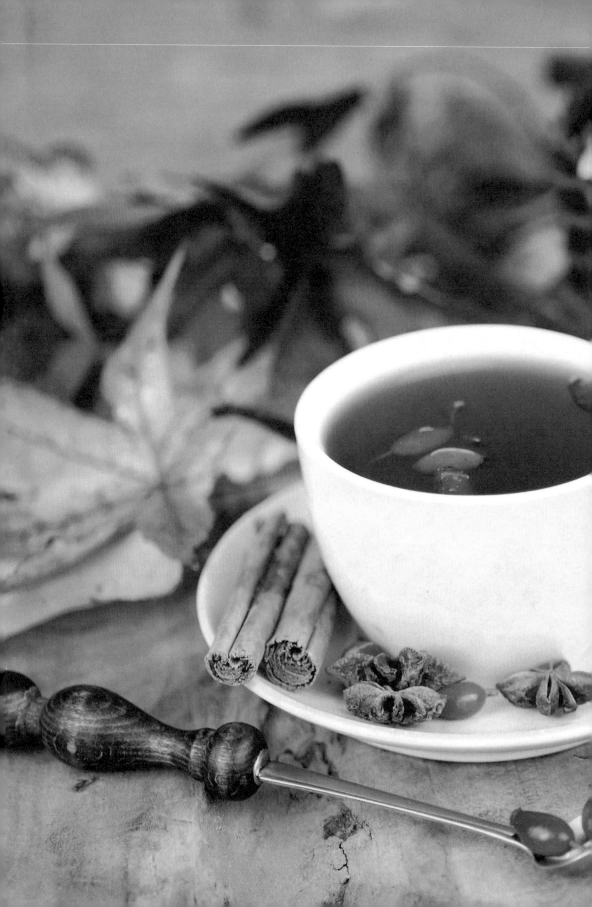

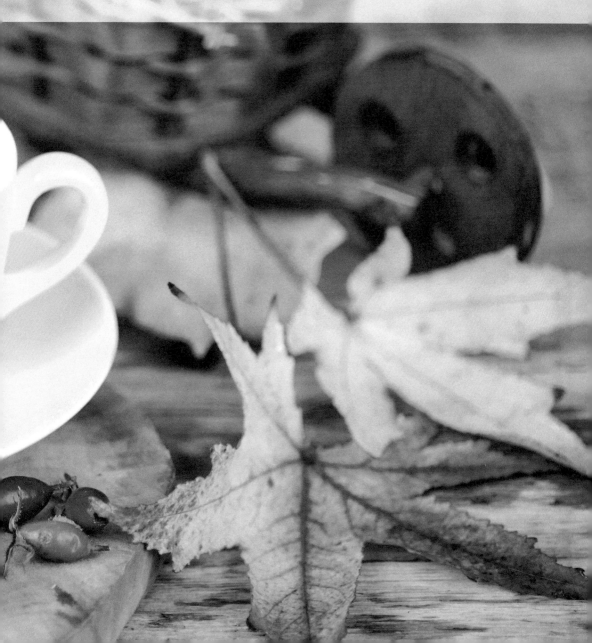

第一篇

小儿感冒发烧有验方

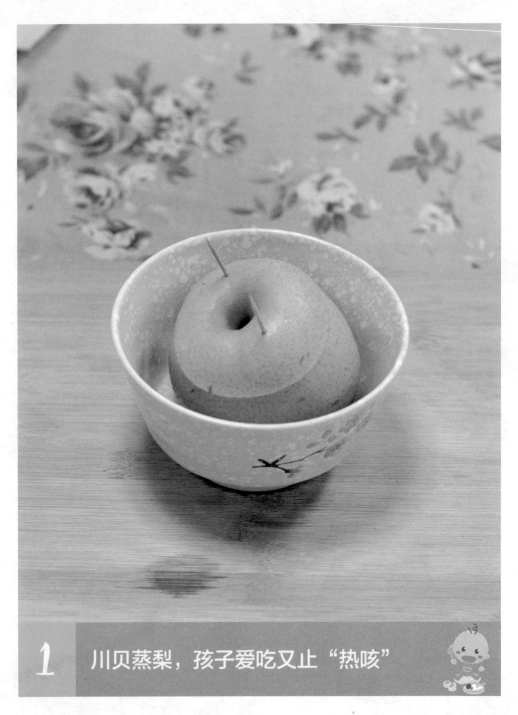

**1** 川贝蒸梨，孩子爱吃又止"热咳"

　　咳嗽是宝妈们最不愿意听到的声音，很多宝妈一听到孩子咳嗽，心里就会犯嘀咕：可别是支气管炎、肺炎了。一得这病，又得打针又得输液，孩子好可怜啊！有一个止咳的小验方，叫川贝蒸梨，是个很老的方子，治"热咳"效果非常好。宝妈们可以给孩子做一下，又好吃又止咳。

川贝母30粒左右，冰糖15克，雪梨1个洗干净备用（根据喜好，也可以削去皮）。

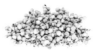

## 制作方法

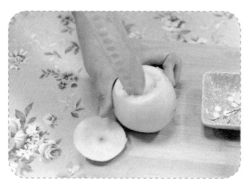

1. 把梨削个盖儿，去除梨核，挖空，做成梨盅，注意不要把梨挖穿底。

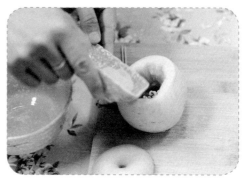

2. 将川贝、冰糖放进梨盅。

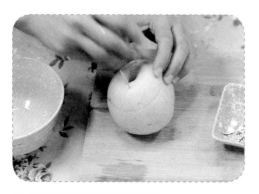

3. 用牙签将梨盖和梨盅固定。

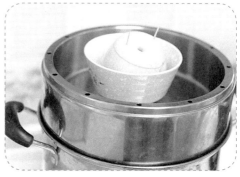

4. 把固定好的梨放在碗里，放入蒸锅。

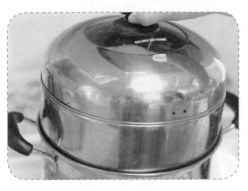 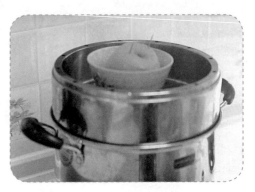

5.隔水蒸1个小时左右。注意，一是大火烧开后换成小火慢慢煨；二是加水要足，避免干锅。

6.起锅，把梨端上餐桌放十几分钟。

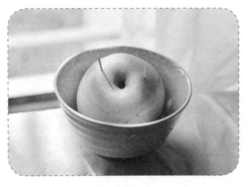

7.蒸好的梨软甜可口，可以让孩子趁热吃。这道药膳口感非常好，小孩子都很喜欢吃！

## 购买注意

宝妈们在购买川贝母的时候要注意，川贝越小越好，抱得越紧越好，颜色略带微黄色。另外，很多人分不清川贝和浙贝，一定不要把浙贝当川贝用哦，两者功效不同，川贝的价格也是浙贝的几十倍呢。所以最好到正规的中医院或者药店购买。

## 功效点评

川贝蒸梨治疗的是肺热造成的咳嗽，主要表现为白天咳嗽，痰少色黄，但较黏稠，或者久咳无痰。如果是寒邪引起的咳嗽，就不适宜吃川贝蒸梨了。此方中，川贝性寒，入肺经，清热散结、止咳化痰。雪梨也具有清热、止咳化痰的作用。冰糖在这里有双重作用，一是调味，因为川贝本身较苦；二是冰糖本身也有润肺、止咳、清痰和去火的作用。整道方子养阴润肺，化痰止咳，效果非常好。

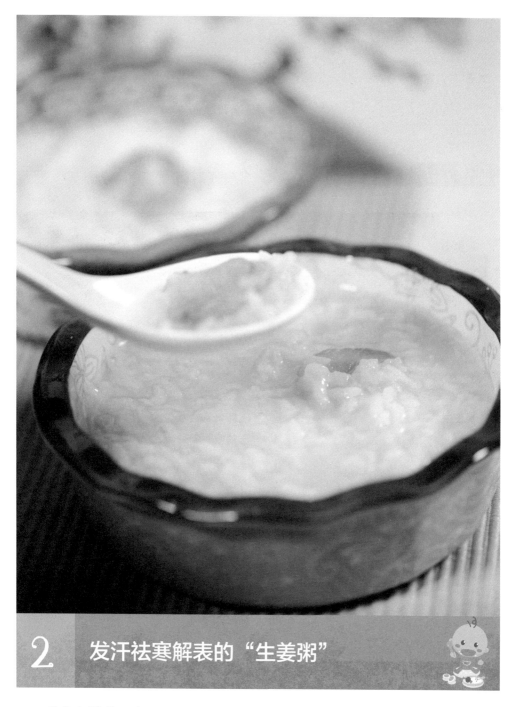

## 2. 发汗祛寒解表的"生姜粥"

很多宝妈说，孩子一受凉就流清水鼻涕，有时候还咳嗽，量体温没有发热也不想给孩子吃药，有什么食疗的办法吗？在这里向大家推荐一道生姜粥，孩子吃饭的时候喝粥，不仅吃饱了饭，还能发表散寒，出点汗感冒就好了。

## 准备材料

生姜5片，大米50克。

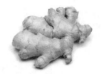 

## 制作方法

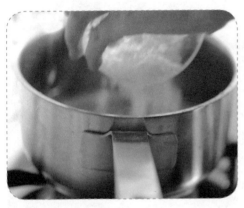

1.把大米淘洗干净。

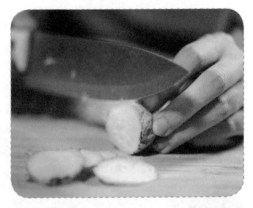

2.新鲜的生姜洗净，切5片。如果有的孩子喜欢吃生姜的话，也可以把姜切成碎末。

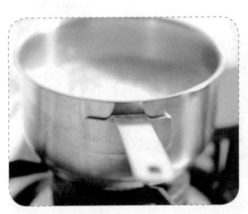

3.把大米和生姜倒入锅中。

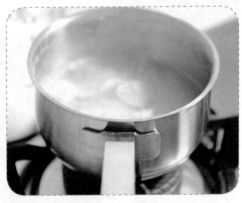

4.大火烧开后换成小火，待米煮烂即成。

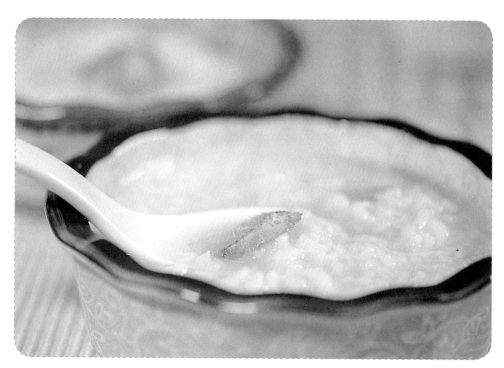

5. 盛到碗中，一道美味又祛寒的生姜粥就做好了。有些孩子不太喜欢生姜的味道，可以适当加点红糖。红糖是温性的，也有温中祛寒的作用。

　　《本草纲目》言生姜"生用发散，熟用和中，解食野禽中毒或喉痹"。《名医别录》言其"主伤寒头痛、鼻塞、咳逆上气，止呕吐"。生姜粥是民间治疗风寒感冒的一个简单有效的老方子。另外，胃寒、胃痛也可以喝点生姜粥，暖胃又营养。

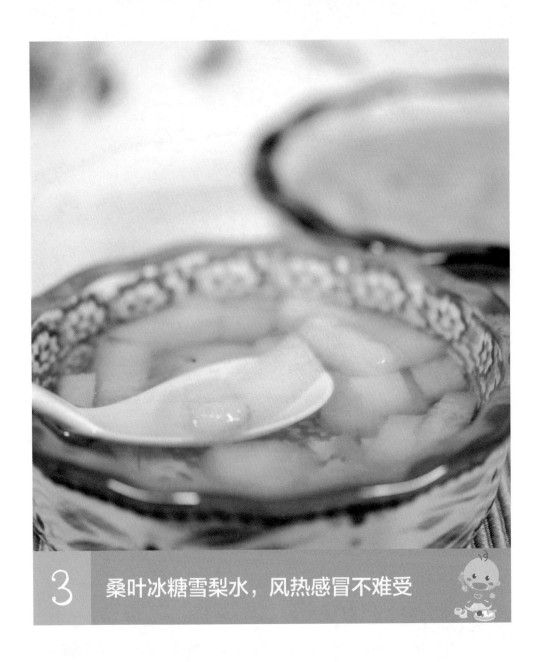

**3** 桑叶冰糖雪梨水，风热感冒不难受

　　感冒分风热感冒、风寒感冒、寒热夹杂等证型。其中，风热感冒是最难受的，这类孩子多会伴有头痛、发烧、有痰、痰黏难以咳出、咳嗽、鼻塞、黄涕等。治疗风热感冒有一个非常管用的小方子，就是桑叶冰糖雪梨水。

桑叶10克，雪梨1个，冰糖5颗。

## 制作方法

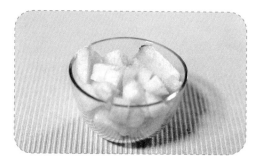

1.把梨洗干净，去皮切块备用。

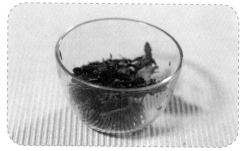

2.把桑叶加水洗净。

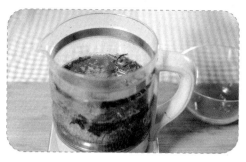

3.洗净的桑叶加入2小碗水，大火烧开后换成小火，再煮15分钟。

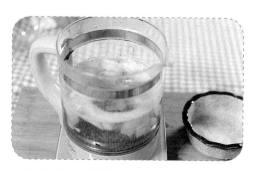

4.捞出桑叶，将梨块倒入桑叶汁中，接着煮5分钟。

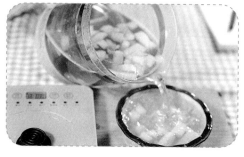

5.加入冰糖，关火，倒入碗中，喝汤吃梨。

### 功效点评

　　桑叶清肺火、清肺热，有止咳的功效。雪梨生津止渴、润肺化痰、养血生肌。冰糖不仅改善了口感，还有补中益气、和胃润肺的功效。三者在一起熬水喝，有止咳化痰、治疗风热感冒的功效。

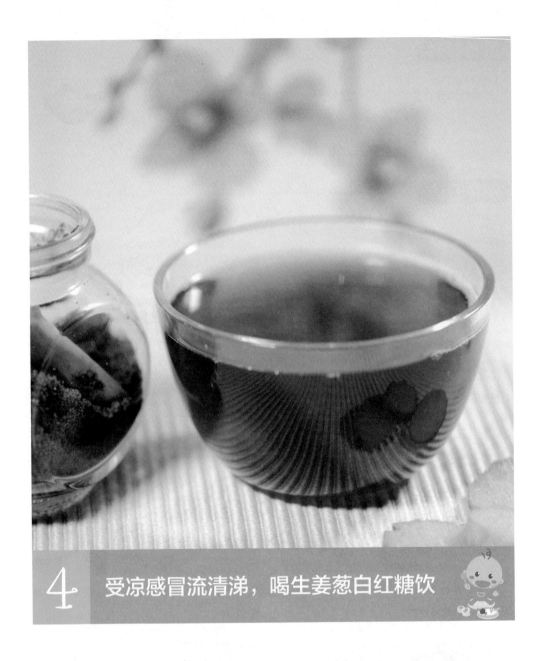

## 4 受凉感冒流清涕，喝生姜葱白红糖饮

　　感冒是常见病，无论大人还是孩子都会患上感冒。咱们大人感冒的时候，很多人从来没用过药，觉得扛几天就过去了。可是，放到孩子身上就不行了。当父母的，看着自己的孩子挂着清水鼻涕，没精神，就会心疼、焦虑。这时候，让孩子喝点生姜葱白红糖饮，多发发汗就好啦！

## 准备材料

生姜3片，葱白2根，红糖半勺到1勺。

## 制作方法

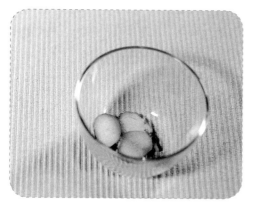

1.生姜洗净，切取一元硬币大小的3片。

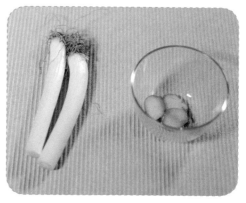

2.把葱择干净，留葱白，带须的更好。

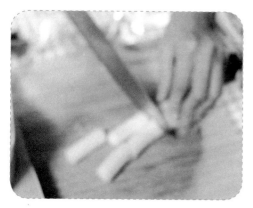

3.葱白切成3~4段。

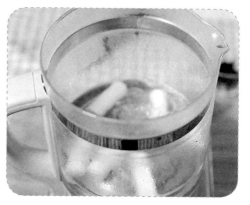

4.在锅中加入1碗凉水，把生姜片和葱白放入锅中，大火烧开后换成小火，再煮10分钟。

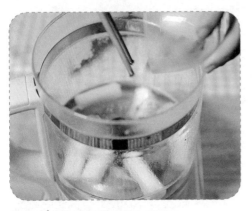 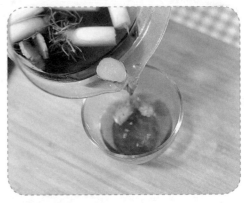

5.加入红糖，再煮1分钟，关火。

6.倒入碗中，让孩子趁热服下，盖上被子发汗，就能把感冒赶跑了！

　　生姜味辛、性微温，归肺、脾、胃经，可发汗解表，温中止呕，温肺止咳。适用于外感风寒、头痛、痰饮、咳嗽、胃寒呕吐。在风寒、雨雪侵袭后，喝碗姜汤，能够促进血液循环，驱散体内寒气。除此之外，生姜还能杀菌，是助阳之药。生姜也有解毒的功效，尤其擅长解半夏和天南星之毒。葱白味辛，性温，发汗解表，通达阳气，适用于外感风寒，阴寒内盛。葱白还能治疗腹泻，外敷则可以治疗疮痈疔毒。红糖味甘，温润，无毒，入肝、脾经，能够健脾暖胃，益气补血，缓肝气，润心肺，还有活血化瘀之效。

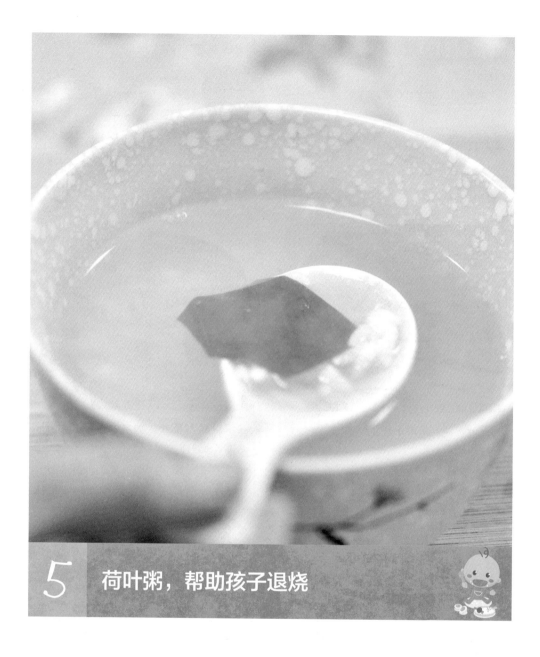

## 5 荷叶粥，帮助孩子退烧

孩子发烧的时候，宝妈们在饮食上就会多注意一些。除了发热，孩子往往会头疼，情绪烦躁，特别难受，但是又表达不出来。宝妈可以煮荷叶粥给孩子喝，不仅清热退烧，还能缓解宝宝头痛的症状。

## 准备材料

荷叶1张，大米100克。

## 制作方法

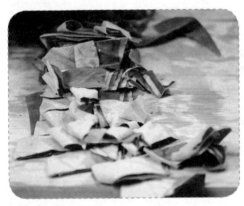

1.把荷叶洗净，切成小片。

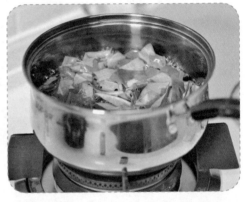

2.在锅中放入荷叶，加水大火烧开后换成小火再煮15分钟。

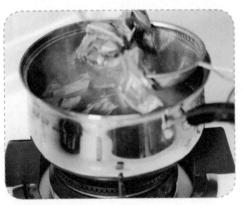

3.捞出荷叶。

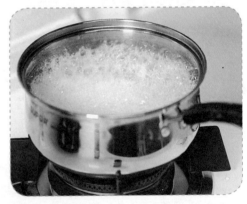

4.把洗干净的米加入荷叶汁中，大火烧开后换成小火熬粥。

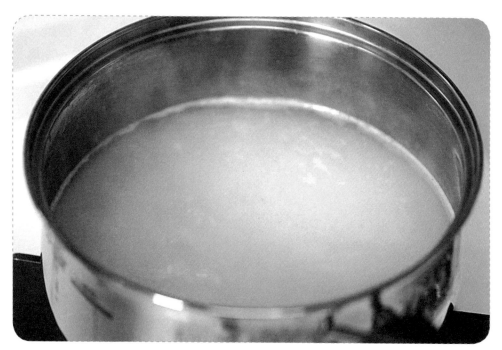

5.待米熟烂即可食用。

## 功效点评

　　荷叶,性平味苦,归肝、脾、胃经,具有清热解暑、健脾升阳、去湿利尿的作用。夏天,人的脾胃弱,食欲会下降,喝点荷叶粥能帮助消化,也能清热。《本草纲目》《随息居饮食谱》《中国药茶配方大全》等古今药(食)学典籍认为:莲子心及荷叶具有清心火、平肝火、泻脾火、降肺火以及清热养神、降压利尿、敛液止汗、止血固精等功效。"荷叶减肥,令人瘦劣",中国自古以来就把荷叶奉为瘦身的良药。

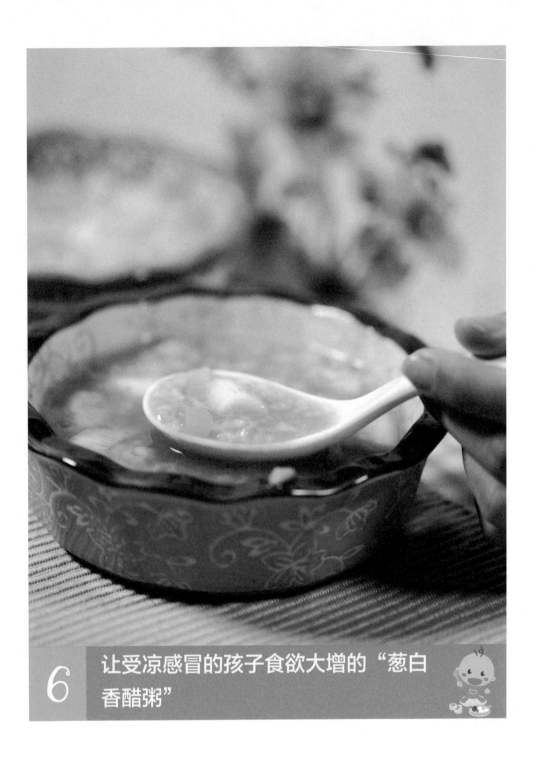

**6** 让受凉感冒的孩子食欲大增的"葱白香醋粥"

　　如果孩子受凉感冒了，流清鼻涕，吃饭没食欲，宝妈们可以做道葱白香醋粥！

## 准备材料

准备葱白15根左右，把米洗干净备用，准备醋适量。

## 制作方法

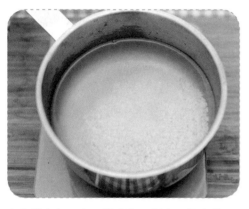

1.在锅中加入水，把米放入锅中，开火煮。

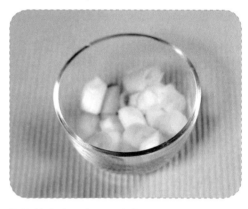

2.把葱白洗干净，切段备用。

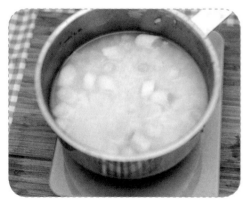

3.水开后，把葱白放入锅内，转小火继续煮。

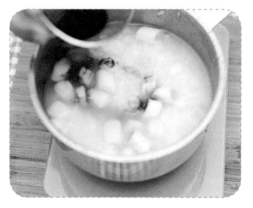

4.粥煮至软糯，加入醋，根据宝宝口味，可以酌情加减。

## 功效点评

葱白有解表散寒的作用，醋健脾开胃、消食行气。这道粥酸酸甜甜的，让孩子喝上一碗，祛寒解表效果特别好，还可以让孩子增进食欲，一举两得。

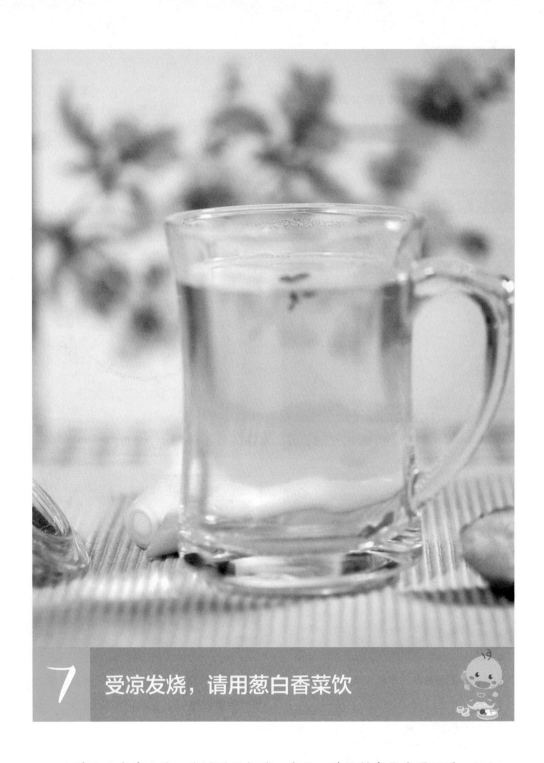

**7** 受凉发烧，请用葱白香菜饮

　　小孩子大多有内热，这时候天气稍一变化，孩子就容易出现不适。比如，气温降低的时候，孩子可能会受凉引起发烧。宝妈们也不用担心，煮个葱白香菜饮让孩子每天喝两三次，就能有效缓解受凉发烧。

葱白2根，香菜3棵，姜3片。

## 制作方法

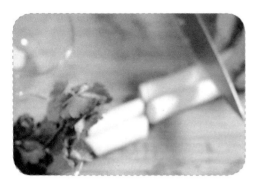

1.把葱洗净留下葱白，带须最好。

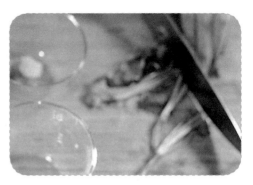

2.香菜洗净，带根。

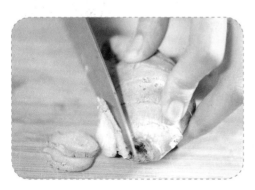

3.新鲜的生姜，切3片，一元硬币大小即可。

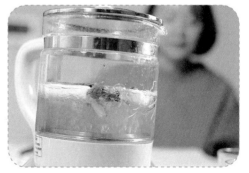

4.把香菜、生姜、葱白放入锅内，开大火煮沸后换成小火，再煮10分钟即可。

## 功效点评

　　葱白味辛，性温，归肺、胃经，发汗解表，散寒通阳，常用于外感风寒。香菜辛、温，归肺、脾经，具有发汗透疹、消食下气、醒脾和中的功效。生姜可以健脾开胃，补气提神。煮好后，放凉一些，让孩子趁热喝，一天喝两至三次。需要注意的是，孩子喝完以后要尽可能休息，发汗多要避免再次着凉。

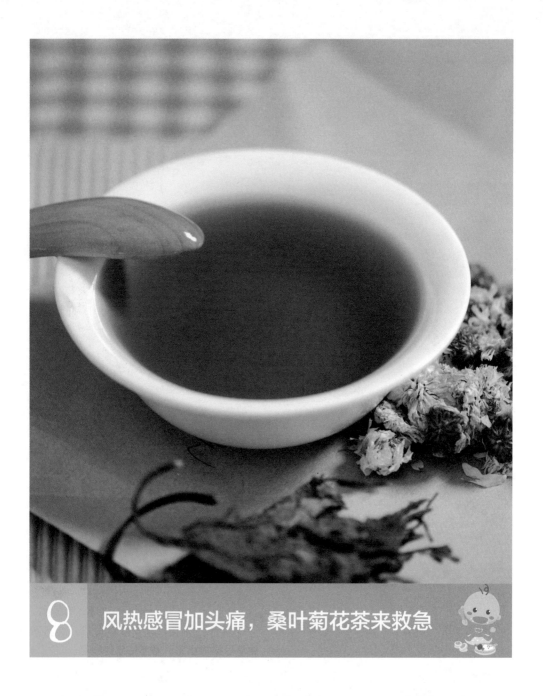

**8** 风热感冒加头痛，桑叶菊花茶来救急

　　风热感冒时，孩子会表现为头痛。风热咳嗽则表现为口渴咽痛、痰黄、质黏稠，伴有发热和头痛的症状。这时候就可以给孩子喝桑叶菊花茶。

## 准备材料

桑叶6克，菊花6克，杏仁4.5克，白砂糖适量。

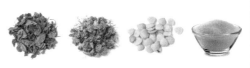

## 制作方法

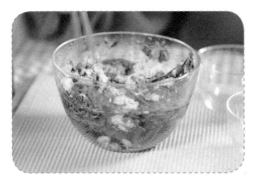

1. 桑叶、菊花、杏仁在清水中浸泡半小时。

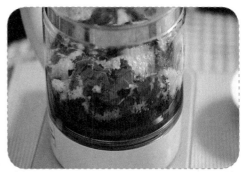

2. 在锅中加入2碗清水，放入桑叶、菊花和杏仁，大火烧开后换成小火再煎20分钟。

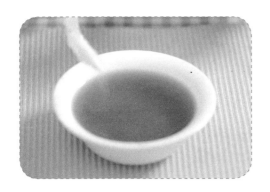

3. 将药汁倒入碗中，加入白糖调味，即可饮用。

## 功效点评

　　桑叶具有疏散风热、清肺润燥、清肝明目的作用，常用于夏季之风热感冒、肺热燥咳、头晕头痛、眼睛红赤昏花等病症。菊花之芳香可使人心旷神怡，其水溶性成分具有清肝明目及降压之作用。杏仁味苦能降，且兼疏利开通之性，降肺气之中兼有宣肺之功而达止咳平喘之效，为治咳喘之要药。整个方子有疏散风热、缓解头痛的作用。

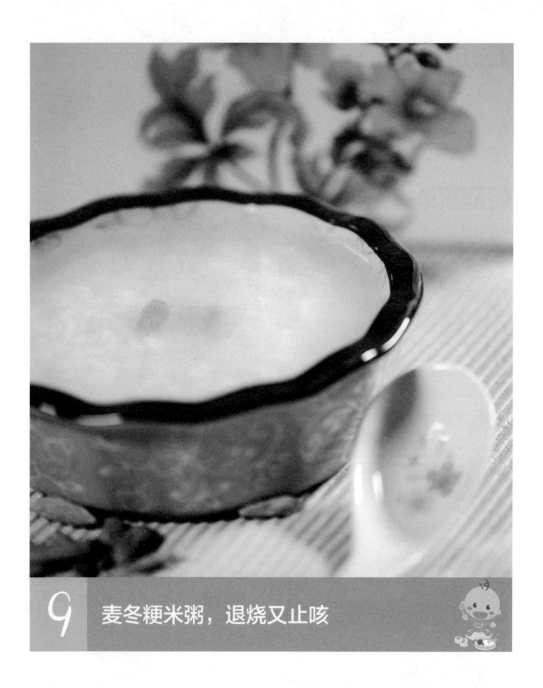

## 9 麦冬粳米粥，退烧又止咳

　　孩子发烧特别让父母心疼，其实，小孩子发烧的时候，就像"外敌"在入侵小儿的身体，这时候，人的大脑会发出指令，派一支白细胞"部队"去抵抗入侵。这时候，人体的白细胞增多，抗体生成活跃，肝脏的解毒功能增强，物质代谢速度加快，能使病人的抵抗力有所提高。这时候人体就处于一种发烧状态。

　　所以，孩子发烧并不是一件坏事。但是，孩子发烧的时候没精神、没胃口，怎么办呢？给孩子做一道麦冬粳米粥吧！

麦冬15克，粳米50克。

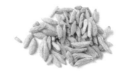 

## 制作方法

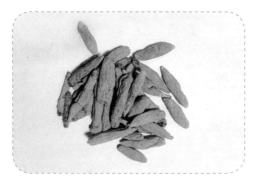

1.把麦冬用清水洗净。

2.加水后大火烧开，后换成小火，熬成药汁。

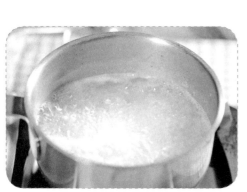

3.把麦冬捞出，加入粳米熬粥即可。

## 功效点评

《本草分经》中说，麦冬"甘、微苦，微寒。润肺清心、泻热生津、化痰止呕、治嗽行水"，所以麦冬有清热、止咳、化痰的作用。麦冬粳米粥，既可以给孩子退烧，又可以让孩子补力气，对疾病的康复非常有帮助。

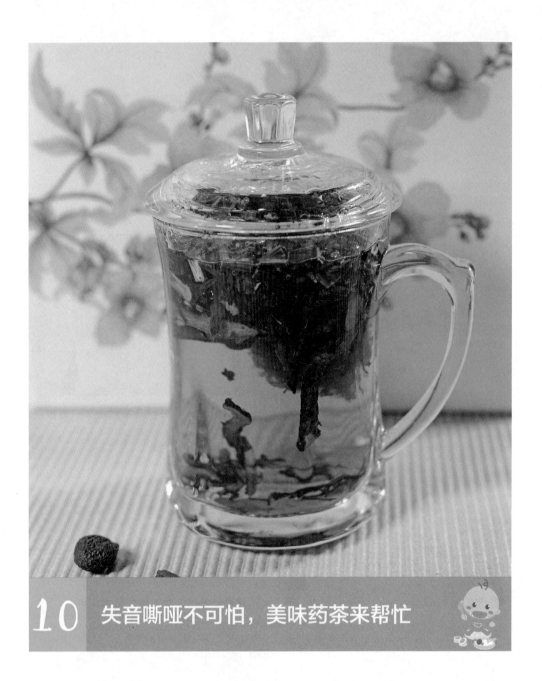

# 10 失音嘶哑不可怕，美味药茶来帮忙

孩子若是读书或玩耍吵闹声音过大，而又不注意保护嗓子，常常会导致声音低沉嘶哑，甚至失音。孩子难受，妈妈心疼。孩子年幼不知道保养嗓子，妈妈们就要多费点心了。时常给孩子泡一些护嗓利咽的药茶，让孩子经常饮用，就可以避免孩子声音低沉、嘶哑、失音等状况的出现。

石菖蒲5克，胖大海2个，薄荷3克。

**制作方法**

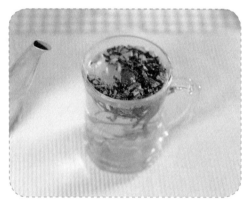

1.将以上材料放入杯中，加入500毫升开水。

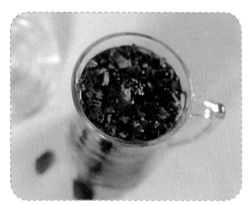

2.待胖大海泡开后即可饮用。

**功效点评**

　　石菖蒲在《神农本草经》中的记载为："主风寒湿痹，咳逆上气，开心孔，补五脏，通九窍，明耳目，出音声。"这里主要用其开窍豁痰的功用。胖大海具有清热润肺、利咽解毒、润肠通便的功效，常用于肺热声哑、干咳无痰、咽喉干痛、热结便闭、头痛目赤。薄荷可以疏散风热，清利头目，利咽透疹，疏肝行气。这个方子是经过临床验证的方子，开音亮嗓效果非常好，但是宝妈们要注意，孩子喝上两三天，情况改善即停，不能长期喝。

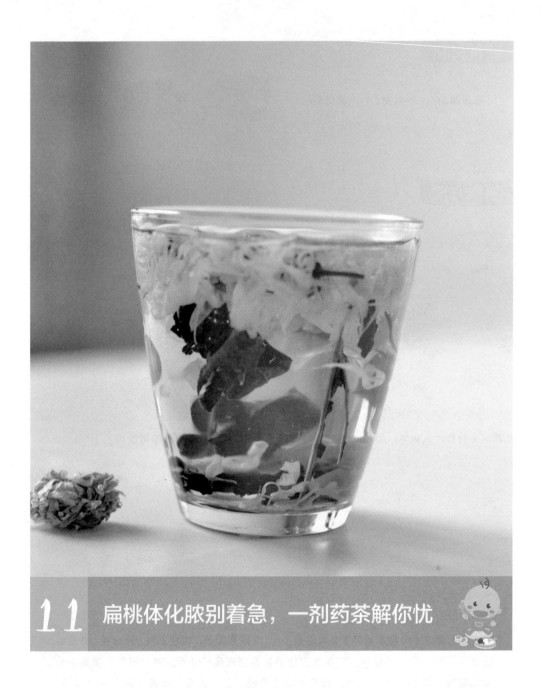

# 11 扁桃体化脓别着急，一剂药茶解你忧

　　孩子扁桃体发炎化脓了，失音嘶哑，咽喉肿痛，十分难受，父母看到了也十分揪心。遇到这种情况，还请宝妈们不要过于紧张，事实上此类症状也很好解决，喝两天药茶就有显著好转，还免去了孩子吃药打针之苦。

## 准备材料

桑叶、菊花、杏仁各5克。

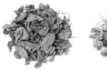

## 制作方法

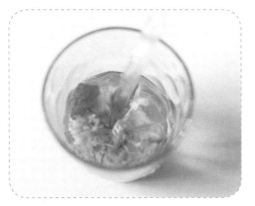

1.将以上材料放入杯中，加入500毫升开水。

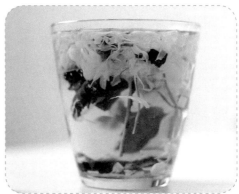

2.待菊花泡开后即可饮用。

## 功效点评

桑叶别名铁扇子、蚕叶，味苦、甘，性寒，归肺、肝经。主要治疗风热感冒，风温初起，发热头痛，汗出恶风，咳嗽胸痛；或肺燥干咳无痰，咽干口渴，风热及肝阳上扰，目赤肿痛。《神农本草经》记载："菊花久服能轻身延年。"菊花主要功能为清肝养肝、疏散风热、清肺、明目，对口干、火旺、目涩，或由风、寒、湿引起的肢体疼痛、麻木等疾病均有一定的疗效，主治感冒风热、头痛病等。对眩晕、头痛、耳鸣有防治作用。杏仁，味苦，性微温，归肺、大肠经。降气止咳平喘，润肠通便。用于咳嗽气喘，胸满痰多，血虚津枯，肠燥便秘。

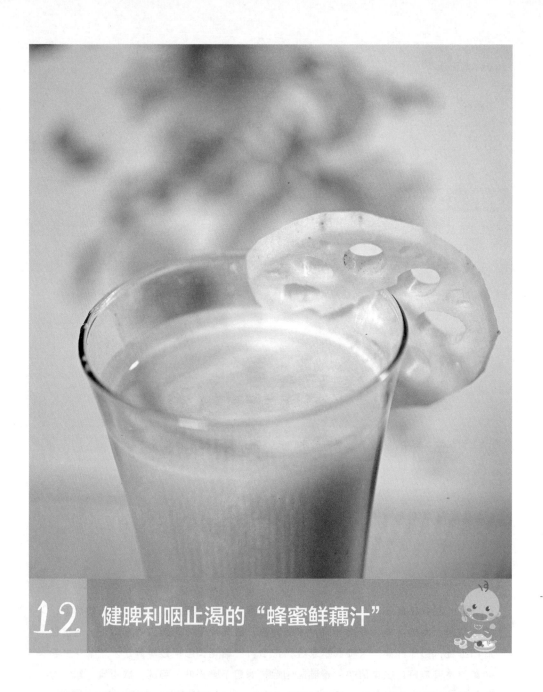

**12** 健脾利咽止渴的"蜂蜜鲜藕汁"

孩子若是咽喉肿痛，食欲不振，喝些蜂蜜鲜藕汁即可缓解此类症状。孩子欢乐，妈妈开心。

新鲜莲藕500克，蜂蜜50毫升。

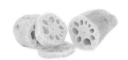

**制作方法**

1.将新鲜莲藕洗净，削皮，切片备用。

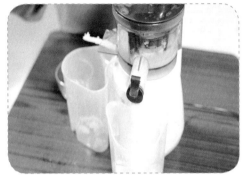

2.把新鲜藕片用榨汁机榨取藕汁。

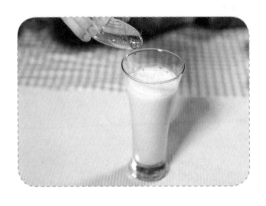

3.把蜂蜜倒入新鲜藕汁中混匀即可饮用。

**功效点评**

　　藕是一种秋季食品，能清热润肺解秋燥，还具有通便的功效，日常生活中经常被用来作为熬汤食材，藕中还含有丰富的膳食纤维，能促进肠胃蠕动。鲜藕性凉味甘，生品清热生津、凉血止血。蜂蜜味甘，入脾、胃二经，能补中益气、润肠通便。蜂蜜鲜藕汁可以在一天中饮用2～3次，对小孩子咽喉充血、肿痛、大便干、没食欲效果非常好。

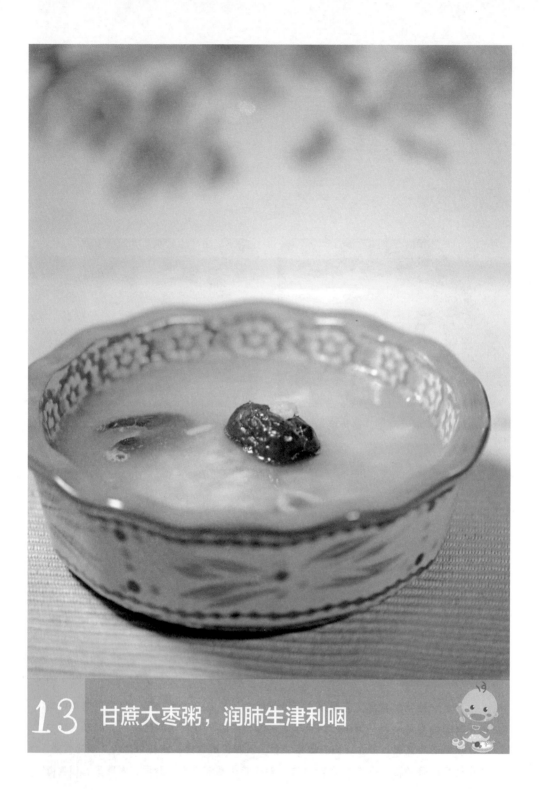

**13** 甘蔗大枣粥，润肺生津利咽

## 准备材料

甘蔗1根，大枣10颗，大米50克。

## 制作方法

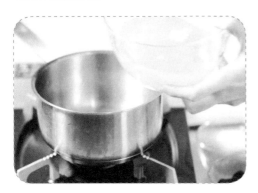

1.甘蔗用榨汁机榨汁100毫升。

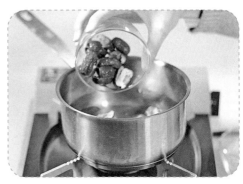

2.大枣洗净，切开。

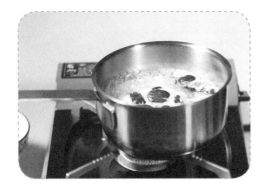

3.大米和大枣加水熬粥。

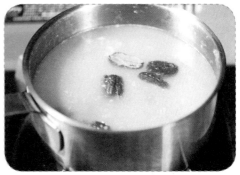

4.待粥熟以后，加入甘蔗汁，再煮上一两滚就可以了。

### 功效点评

　　红枣是中医里的五果（桃、李、梅、杏、枣）之一，它富含孩子身体每天所需的蛋白质、脂肪、糖类、胡萝卜素、B族维生素、维生素C、维生素P以及钙、磷、铁和环磷酸腺苷等营养成分。《神农本草经》中说它："主心腹邪气，安中养脾，助十二经。平胃气，通九窍，补少气、少津液，身中不足，大惊，四肢重，和百药。"配上甘蔗以后，整个方子清热利咽、健脾益气、生津止渴、补中强身。

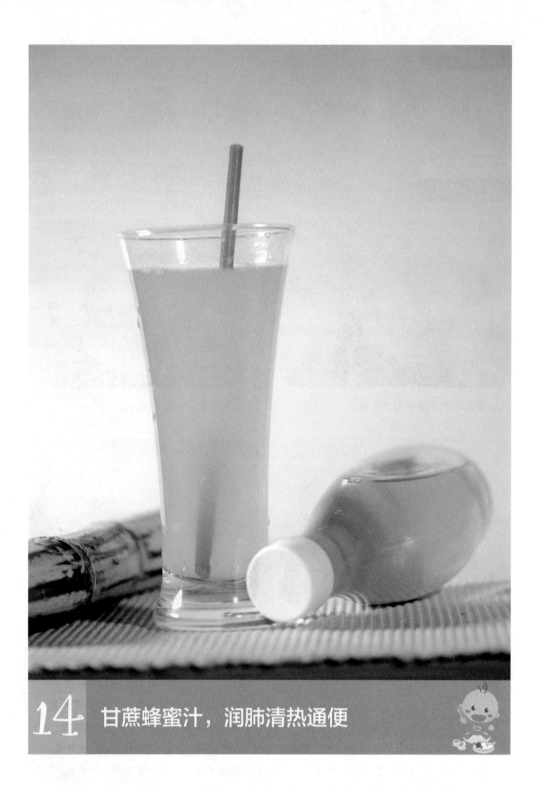

**14** 甘蔗蜂蜜汁，润肺清热通便

甘蔗1根，蜂蜜1勺。

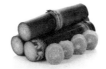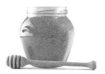

## 制作方法

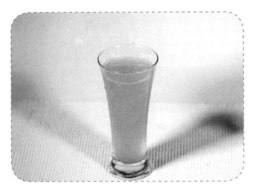

1.甘蔗用榨汁机榨汁50毫升。

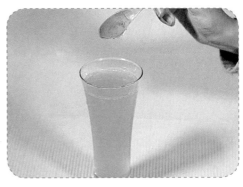

2.在甘蔗汁中加入一勺蜂蜜，搅拌均匀。

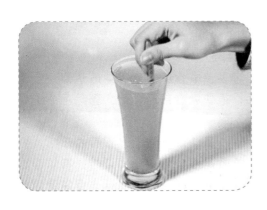

3.放在微波炉里稍稍加热一下即可。

### 功效点评

　　肺与大肠相表里，大肠经通畅了，肺经也就没有热了。所以便秘的小孩子特别容易得呼吸系统疾病就是这个道理。甘蔗本身有下气的作用，蜂蜜有润肠通便的作用。把甘蔗榨成计50毫升，便秘的孩子每天早晚一次，通便效果非常好。

　　中医说，小孩子"脏腑轻灵，随拨随应"，小孩子的经络比较通畅，有些食疗方对孩子特别管用。所以，妈妈们费点心，孩子就少生很多病！

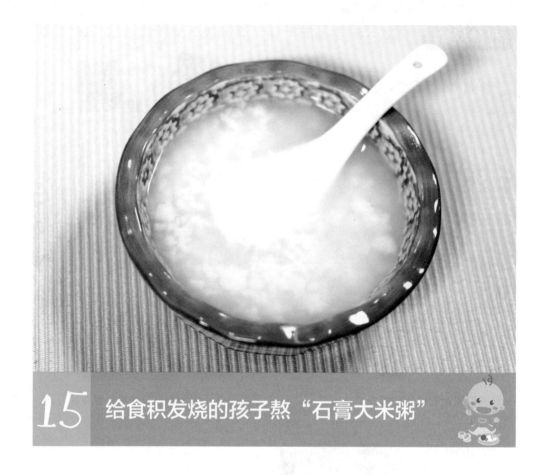

## 15 给食积发烧的孩子熬"石膏大米粥"

父母都想让孩子多吃点，食积了就很容易造成食积发烧。中医认为，食积发烧是因为消化不完的食物积滞在胃里面，很快就会郁而化热，蕴蒸于外，就会引起小儿体温增高。

食积发烧的孩子，会表现出以下特点：一是久烧不退，食积有内热嘛，内热不退去，孩子当然会烧得时间长一些。这就是为什么孩子发烧时，有些西医大夫给孩子输液、吃药都消不了，但是到了中医儿科大夫那里开一点健脾消积的药，烧很快就退掉了。二是多伴有五心烦热，家长摸摸孩子的手脚心，明显比别的部位温度高很多，孩子的肚子也会比较热。三是大便、放屁都特别臭，这跟食积导致的消化不良有很大关系。四是舌苔黄厚，舌为五脏之外候，舌苔黄厚通常说明有食积、内热大。

第五个特点，也是最重要的一条是有伤食史，比如孩子食积发烧，如果仔细询问家长，会发现孩子生病前哪一次明显吃多了。治疗起来主要还是补脾胃，消积滞，清胃热，用小儿推拿治疗食积发烧效果非常好，家长们可以记住。

对于食积发烧的孩子，石膏大米粥这个小食疗方真心不错，家长们一定要记下来。

生石膏30克，大米100克。

## 制作方法

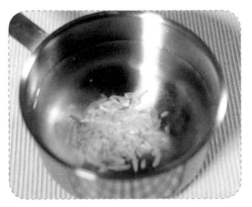

1.把生石膏放入锅里加上2碗水，大火烧开后换成小火煎20分钟。

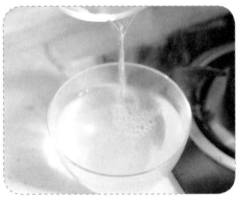

2.把药汁倒入碗中（大约2碗），生石膏药渣倒掉。

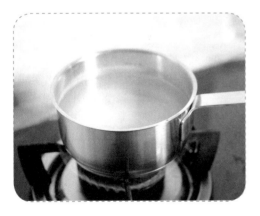

3.把药汁重新倒入锅中，加入大米，大火烧开后换成小火熬成粥即可。

### 功效点评

食积发烧是胃经有热，而生石膏是专泄胃经积热的，该方中生石膏的量适合3岁左右的孩子。

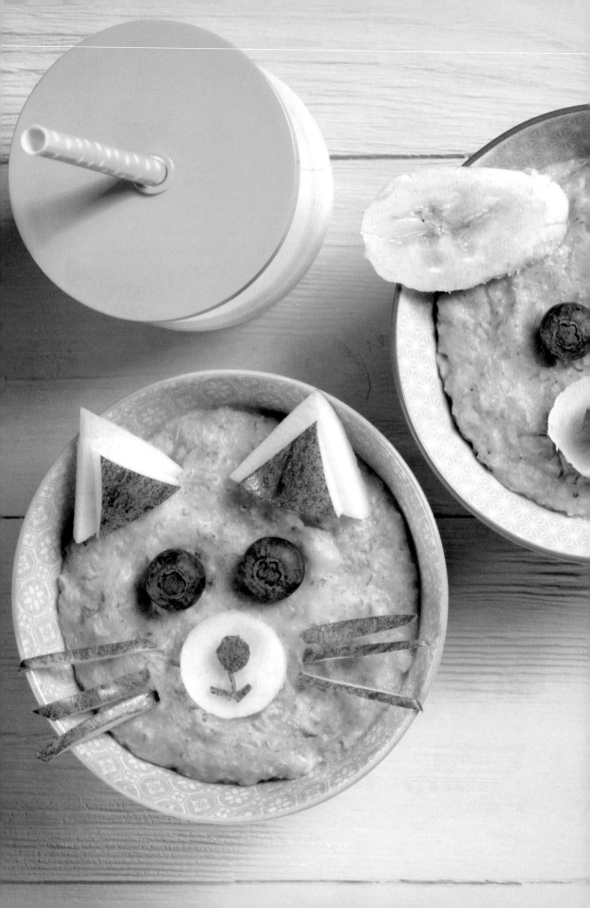

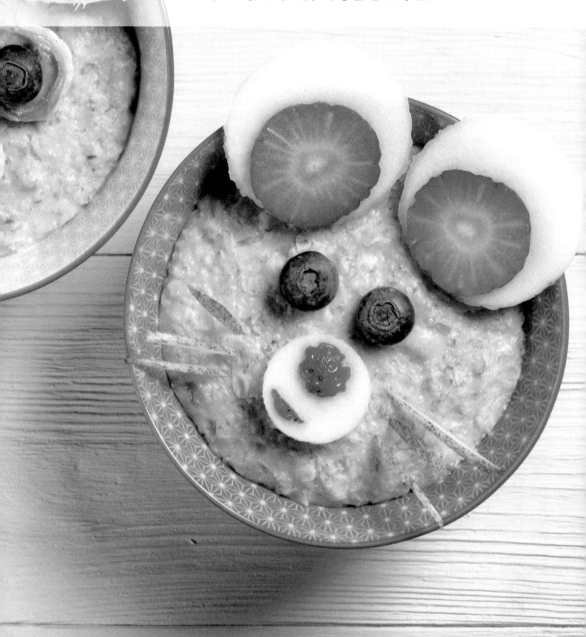

第二篇

# 小儿咳嗽咳痰有验方

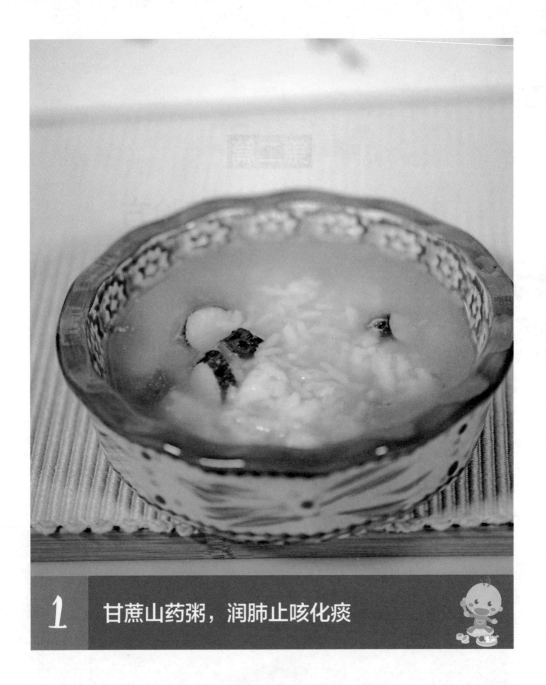

## 1 甘蔗山药粥，润肺止咳化痰

秋冬季节天气干燥、多风、寒冷，很多孩子口干、大便干、咳嗽。但这时甘蔗正好上市，又鲜又甜。很多宝妈可能不知道，甘蔗入肺、胃二经，具有清热、生津、下气、润燥、补肺益胃的特殊作用，可以说是秋冬季节一些小儿常见病的"克星"。

如果孩子又是咳嗽又是嗓子有痰，让很多宝妈束手无策，这时候不妨给孩子做道甘蔗山药粥。

甘蔗1根，山药和大米各50克。

## 制作方法

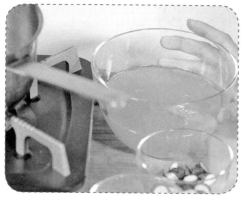

1.甘蔗用榨汁机榨汁150毫升。

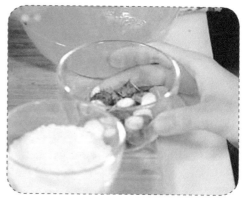

2.山药洗净，切成小块儿。大米淘洗干净。

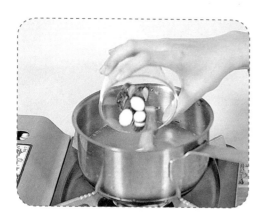

3.三者一同倒入锅中加水熬成粥。

### 功效点评

　　由于甘蔗本身含糖量就非常高，所以熬出来的粥特别甜，孩子也特别爱喝。这道粥里，甘蔗不仅润肺止咳还养胃，山药又平补脾、肺、肾，所以不仅治病还补身体，效果杠杠的！

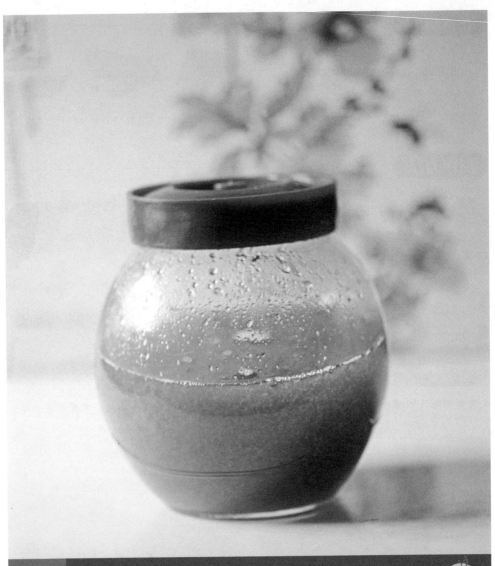

## 2. 小儿肺咳不可怕，秋梨膏来解您忧

　　小孩子是"纯阳之体"，很容易受到燥邪的侵犯。再加上小儿肺脏发育不完善，很容易感冒、咳嗽。进入秋季，天气干燥，在这个时候人们容易肺咳，尤其是小孩子，若是不注意饮水滋阴，以及偏食油炸辛辣零食，则更容易引发肺热咳嗽。秋梨膏恰是有助于去火、降燥、润肺、止咳的经典食疗膏方。

## 准备材料

新鲜鸭梨6个，冰糖150克，生姜 20克，干红枣80克，蜂蜜80毫升。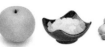

## 制作方法

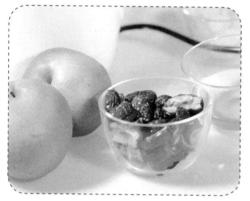

1.将干红枣洗净后对切去核。

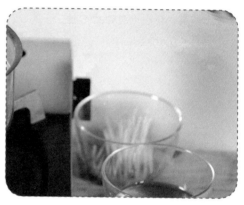

2.生姜去皮后切成细丝。

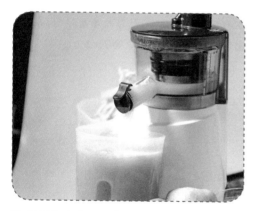

3.梨削去外皮，去核榨汁。

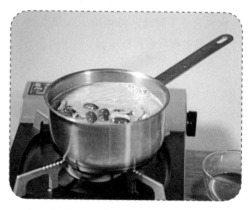

4.将去核后的红枣和姜丝、冰糖放入锅内 和梨汁混在一起。

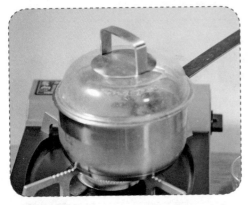

5.盖上锅盖，用小火煮约30分钟。

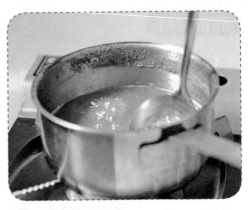

6.用笊篱捞出杂质。

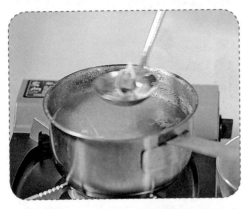

7.锅内只留下梨汁，继续用小火熬煮约1小时至梨浆浓稠后熄火放凉。

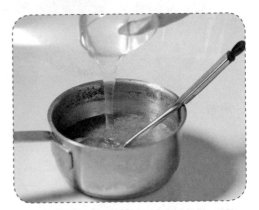

8.在放凉后的梨浆里调入蜂蜜拌匀后放入密封罐保存即可食用，每天1-2勺。

## 功效点评

《本草纲目》对鸭梨的记载是："生者清六腑之热，熟者滋五脏之阴。"我国药典《本草从新》记载道：梨，性甘寒微酸，具有"清心润肺，利大小肠，止咳消痰，清喉降火，除烦解渴，润燥消风"等功效。另外红枣补血，生姜暖胃，蜂蜜养神。秋梨膏润肺止咳，生津利咽，用于阴虚肺热之咳嗽喘促、痰涎黏稠、胸膈满闷、口燥咽干、烦躁声哑，对肺热久嗽伤阴者尤佳。且秋梨膏口味极佳，小宝宝们也非常爱喝。

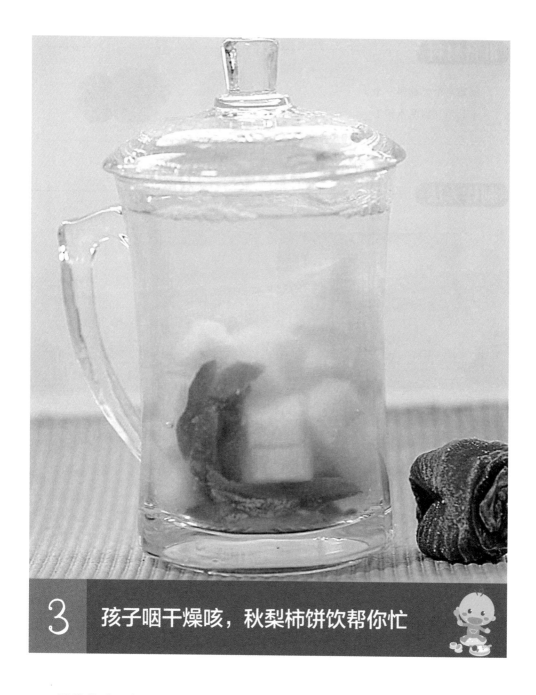

# 3 孩子咽干燥咳，秋梨柿饼饮帮你忙

到了秋季，由于天气比较干燥，孩子们常常出现咽干燥咳的状况，并且此种病症还比较顽固，常常令心疼孩子的宝妈们心力交瘁。当你家宝宝不幸出现此种状况时，你可以试试功效显著而又美味可口的秋梨柿饼饮。

秋梨半个，柿饼一个。
（此为一到两人份）

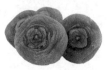

## 制作方法

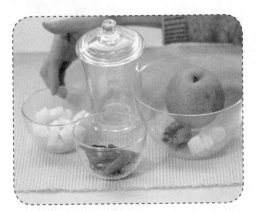

1.将秋梨洗净后切成小块。

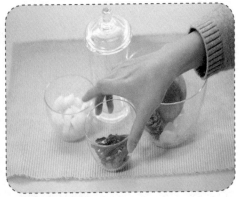

2.把柿饼去蒂后切细丝。

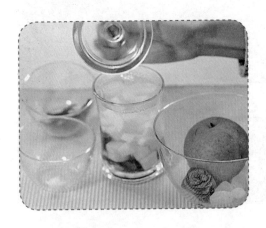

3.将切后的秋梨和柿饼放入杯内，以刚煮沸的开水冲泡，焖10分钟后代茶饮即可。另外还可以根据个人口味加入适量冰糖一起饮用。

## 功效点评

秋梨又叫酸梨，常用来清燥润肺止咳。柿饼味甘、涩，性平，有清热润肺、生津止渴、健脾化痰的功效，日常多用于辅助治疗肺热咳嗽、口干口渴等病症。秋梨再拌上去蒂切丝的柿饼，味道酸酸甜甜，孩子更容易接受，也喜欢饮用。

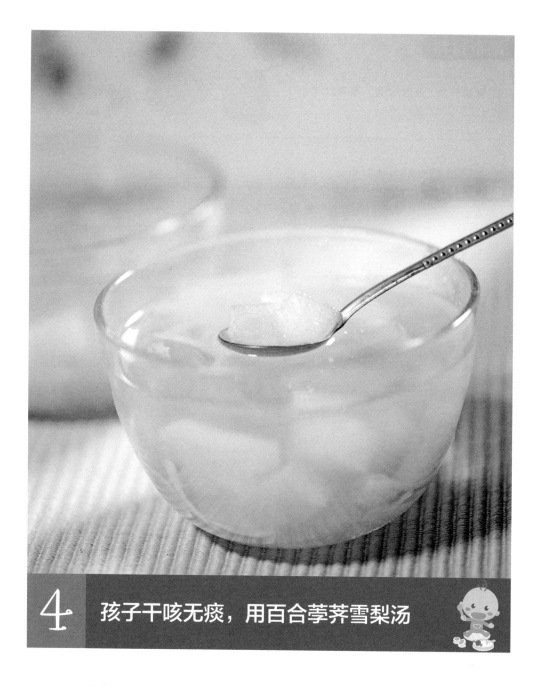

**4** 孩子干咳无痰，用百合荸荠雪梨汤

孩子咳嗽时，也不能乱吃东西，宝妈们要根据孩子的症状判断是肺热引起的咳嗽还是受寒引起的咳嗽，如果孩子干咳无痰，宝妈就可以做道百合荸荠雪梨汤，润肺止咳，孩子喝了效果很好。

## 准备材料

雪梨一个，百合20克，荸荠20克。

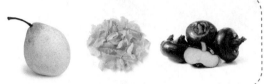

## 制作方法

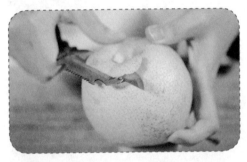

1.把雪梨洗干净，去皮，切成小块儿备用。

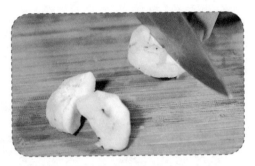

2.把荸荠去皮，切成两半儿。

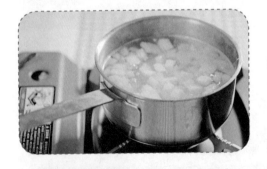

3.在锅中加入2碗清水，放入雪梨块儿、荸荠、百合，大火煮开后，转小火煮20分钟即成。

煮好后，放至温热，让孩子趁热喝下，吃雪梨和荸荠，喝汤。

### 功效点评

百合有润肺止咳的功效，不仅具有良好的营养滋补之功，还对秋季气候干燥而引起的多种季节性疾病有一定的防治作用。荸荠中含的磷是根茎类蔬菜中较高的，能促进人体生长发育，对牙齿骨骼的发育有很大好处，同时可促进体内的糖、脂肪、蛋白质三大物质的代谢，调节酸碱平衡，因此荸荠适于儿童食用。除此之外，对降低血压也有一定效果。荸荠质嫩多津，可治疗热病津伤口渴之症。梨生津润燥、化痰止咳，还可以通便助消化。

肺气虚弱、抵抗力比较差的孩子或秋天气候干燥，咽喉不适、咳嗽少痰者，都可以饮用百合荸荠雪梨汤。

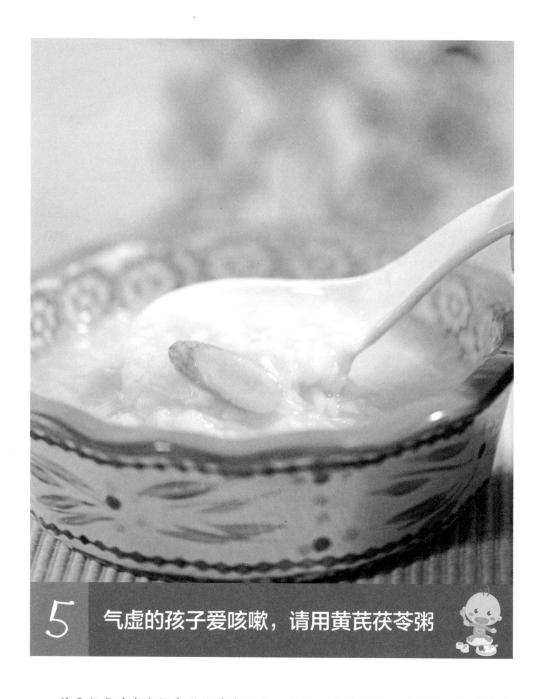

# 5　气虚的孩子爱咳嗽，请用黄芪茯苓粥

　　孩子气虚咳嗽主要表现为咳嗽无力，痰白，质地清稀，面色白。在治疗中以健脾益气、止咳化痰为主，可以喝黄芪茯苓粥。

黄芪10克，茯苓粉10克，粳米30克。

**制作方法**

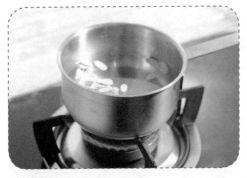

1.在锅中加入适量清水，放入黄芪，大火烧开后换成小火再煎20分钟。

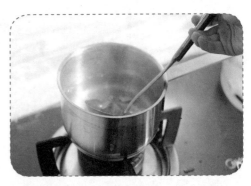

2.捞出黄芪，留下汤汁备用。

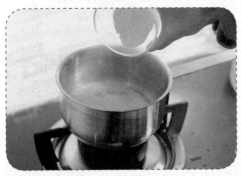

3.把粳米淘洗干净，倒入锅中，加入茯苓粉。

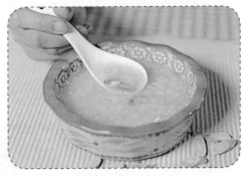

4.小火煮，至米烂即可。煮好后，可以根据个人口味加白糖食用。

**功效点评**

　　黄芪长于补气，有益气固表、敛汗固脱之效，治疗气虚乏力、表虚自汗等效果非常好。茯苓有利水渗湿、益脾和胃、宁心安神之功。粳米能益脾胃，除烦渴。这道粥经常给孩子喝，可以益气补肺、固表止咳，像有些孩子经常感冒、呼吸道感染，都可以常喝。

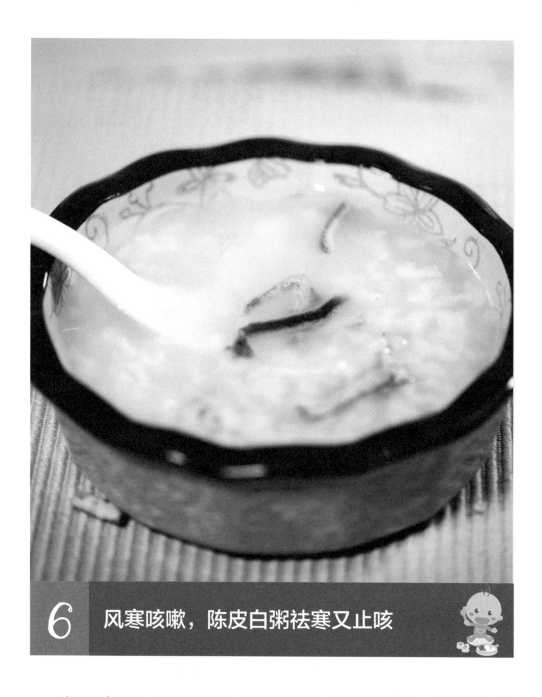

**6** 风寒咳嗽，陈皮白粥祛寒又止咳

孩子受寒感冒，除了流鼻涕，还经常咳嗽，风寒最易犯肺，喝陈皮白粥就能有效缓解，我们来看看是怎么做的吧！

## 准备材料

陈皮10克，大米100克。

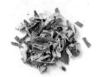

## 制作方法

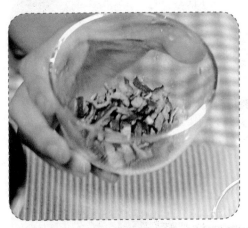

1.把陈皮洗净，切丝备用。

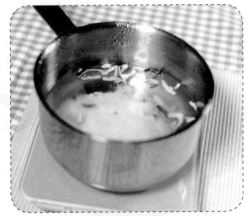

2.在锅中加入适量清水，放入陈皮、大米，开大火煮沸后换成小火，熬粥即可。

## 功效点评

　　陈皮白粥是祛寒、理气、安神、止咳的简单实用粥品。陈皮，入脾、肺经，有理气健脾、消滞健胃、燥湿化痰、降逆止呕之功效。《本草汇言》中说，陈皮"味辛善散，故能开气；胃苦开泄，故能行痰；其气温平，善于通达，故能止呕、止咳，健脾和胃者也"。

　　需要注意的是，陈皮燥湿助热，舌苔红、津液不足者不宜喝陈皮白粥。

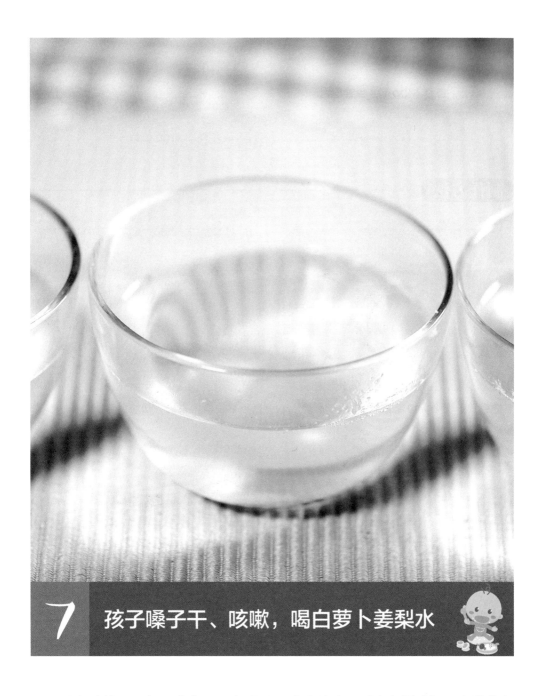

**7** 孩子嗓子干、咳嗽，喝白萝卜姜梨水

　　秋冬季节，天气干燥少雨。中医讲，肺为娇脏，"喜润恶燥"。尤其是冬天家里都有暖气和空调，小孩子生活的环境也比较干燥，所以很容易引起孩子嗓子干、咳嗽。这个时候给孩子喝点什么好呢？白萝卜姜梨水是不错的选择。

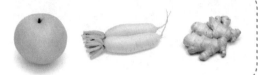

梨1个，白萝卜100克，生姜5片。

**制作方法**

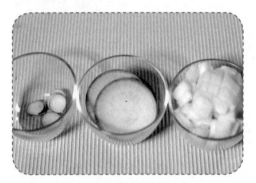

1.把白萝卜洗净，切片备用。

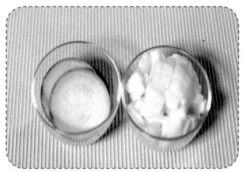

2.把梨洗净，去皮，切块备用。

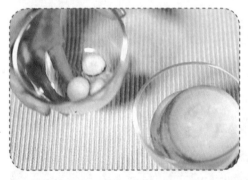

3.生姜洗净后，切5片备用，一元硬币大小即可。

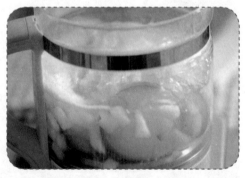

4.在锅中加入清水，把梨、白萝卜、姜放入锅中，大火煮开后换成小火，再熬30分钟即可。

**功效点评**

　　白萝卜，下气消食，除痰润肺，解毒生津，和中止咳，利大小便。梨入肺、胃经，具有生津、润燥、清热、化痰作用。生姜温中散寒，解表散寒，温肺止咳，能够让孩子远离燥咳。

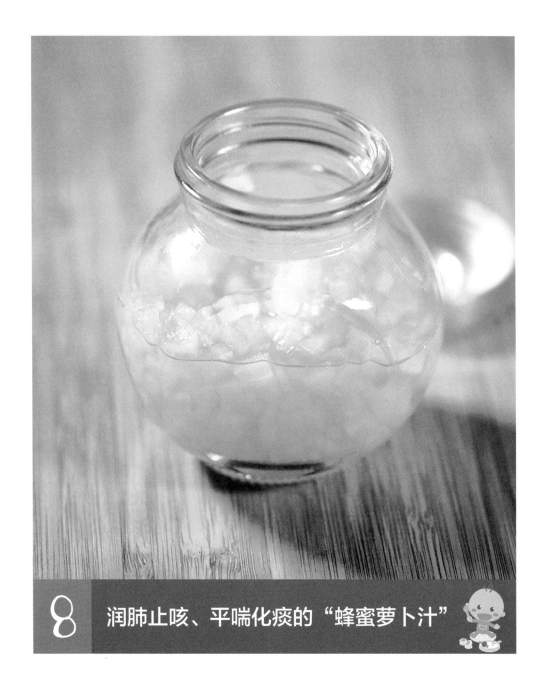

8 润肺止咳、平喘化痰的"蜂蜜萝卜汁"

如果孩子得了支气管炎，咳嗽、有痰，有些孩子还会喘，怎么办？宝妈们是不是感觉束手无策呢？给孩子做一道蜂蜜萝卜汁吧！

白萝卜1个，蜂蜜100克。

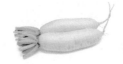
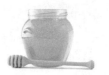

## 制作方法

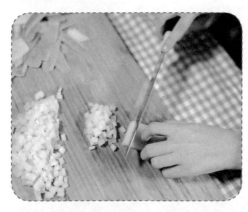

1.把萝卜洗干净，去皮，切成丁，越小越好，能更好地吸收蜂蜜。

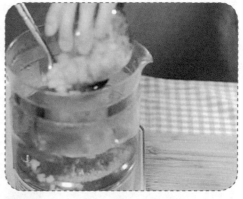

2.锅里加入清水，烧开，将萝卜丁倒入锅中。

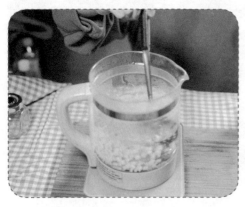

3.稍稍煮一煮即可，不要把萝卜丁煮太老。

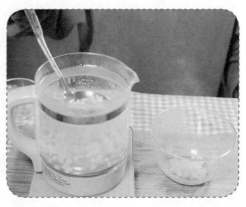

4.把萝卜丁捞出，放凉。注意，不要在热萝卜丁中直接加入蜂蜜，高温容易破坏蜂蜜的营养成分。

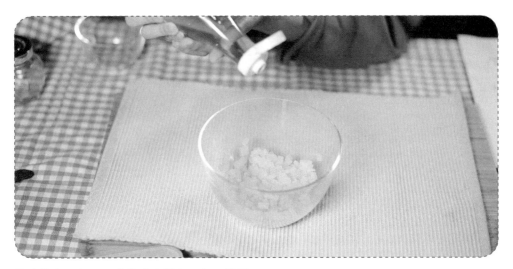

5.将萝卜丁倒入干净的玻璃罐中，加入蜂蜜。

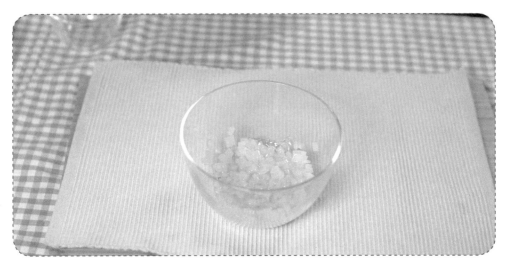

6.放置2个小时后即可食用。

蜂蜜本身有润肺、润燥、止咳的作用。白萝卜有清热生津、下气宽中、消食化滞、开胃健脾、顺气化痰的功效。每天当成小菜，让孩子吃一点，甜蜜可口。由于萝卜和蜂蜜混合后，萝卜丁中的水分会不断渗出，蜂蜜也会渗入到萝卜中。如果孩子咳得厉害，可以把萝卜蜂蜜汁倒出来，让孩子喝上一勺。

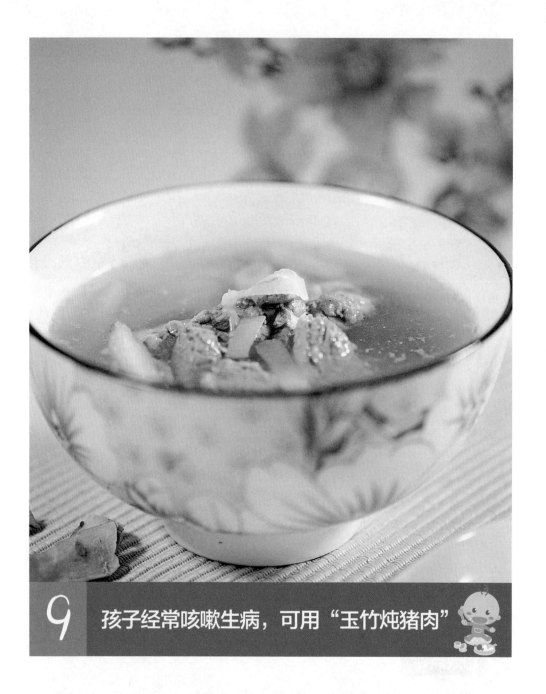

**9** 孩子经常咳嗽生病，可用"玉竹炖猪肉"

如果孩子出现干咳、胃热等症状，宝妈们在饮食上就要多注意一些了，可以给孩子做玉竹炖猪肉，又美味又营养。接下来一起看看操作步骤吧！

玉竹30克，猪瘦肉300克。

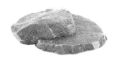

**制作方法**

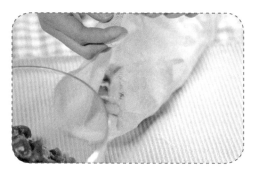

1.把玉竹洗干净，用纱布包好。

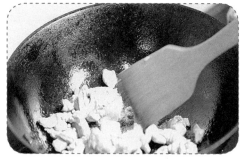

2.猪肉切片，在锅里加入食用油，翻炒。

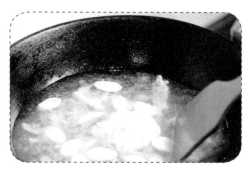

3.加入清水，以及玉竹、葱、姜、盐等调味料。

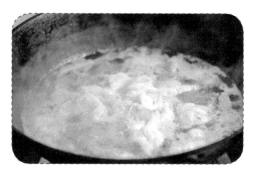

4.大火炖至沸腾后换成小火炖熟即可。

**功效点评**

　　玉竹入肺、胃经，有滋阴润肺、养胃生津的作用。中医医书记载玉竹："治肺胃燥热、津液枯涸、口渴嗌干等症，而胃火炽盛、燥渴消谷、多食易饥者，尤有捷效；主聪明，调血气，令人强壮。补中益气，除烦闷，止渴，润心肺，补五劳七伤，虚损，腰脚疼痛，天行热狂。润肝，除热。主风淫四末。补气血，补中健脾。"猪肉也入肺、胃二经，有滋阴润燥的作用。整个方子有润肺养阴、润燥养胃的作用。孩子肺燥咳嗽、干咳痰少、咽喉干痛、肠燥便秘的时候都可以吃它。

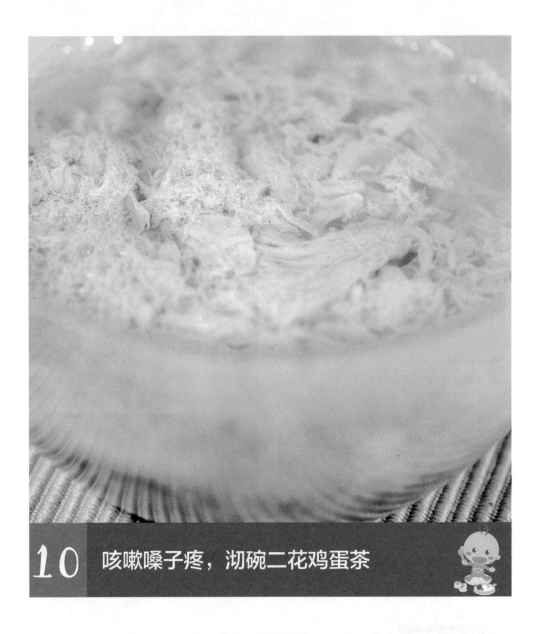

# 10 咳嗽嗓子疼，沏碗二花鸡蛋茶

俗话说，病从口入。这句话其实有两层意思：第一层是指，吃了不洁净的东西会导致生病；第二层意思则是指，有些呼吸道疾病也会顺着口腔通过咽喉进入气管、肺部引起疾病。比如，有些孩子生病的时候会表现为咳嗽、嗓子疼、黄痰等。要说这不是什么大问题，上医院也行，孩子在家扛扛也就过去了。这时候妈妈的作用就凸显了，给孩子沏碗二花鸡蛋茶吧！

金银花10克，鸡蛋1枚。

**制作方法**

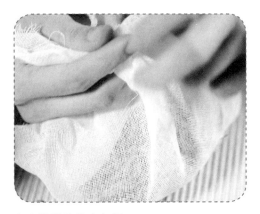

1.金银花用纱布包好。

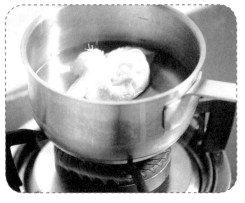

2.加一小碗水，大火烧开后煎5分钟。

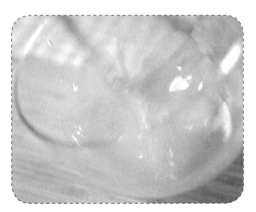

3.煎金银花的过程中，把鸡蛋磕开倒入碗中，用筷子搅碎。

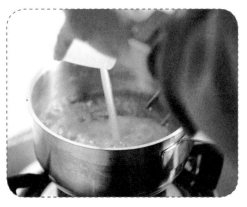

4.把金银花纱布包取出，把鸡蛋倒入锅中，同时用筷子快速搅动，关火即可。

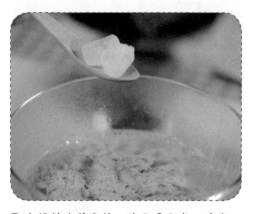 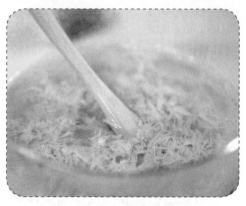

5.金银花味道微苦，孩子嗓子疼、咳嗽、痰少而黄多属热证，可以加点冰糖调味。

6.盛入碗中，让孩子趁热喝下。

**功效点评**

金银花有清热解毒、疏风解表的作用。这是一个非常有名而且非常经典的食疗方，但是家长注意，因为金银花性寒，所以喝上三天左右，孩子病好就可以了，不用多喝。

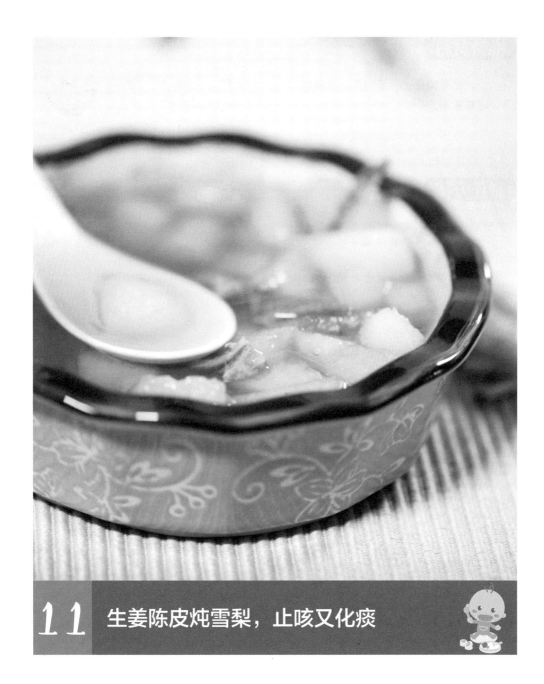

**11** 生姜陈皮炖雪梨，止咳又化痰

　　孩子咳嗽老不好，妈妈的心就一直悬着，每天都会想着吃什么能治咳。现在有一个方子治疗小儿咳嗽效果特别好，就是生姜陈皮炖雪梨，都是止咳化痰的良药，还能帮助孩子消食哦！

生姜10克，陈皮10克，雪梨1个，冰糖适量。

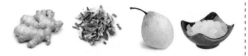

**制作方法**

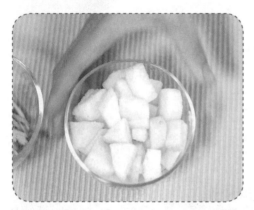

1.把梨洗净后去皮，切块备用。

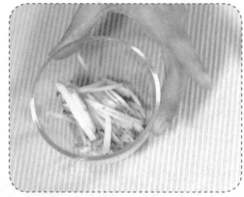

2.把生姜洗干净去皮，切成丝。

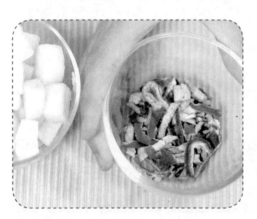

3.陈皮用水冲洗表面杂质，切成丝。

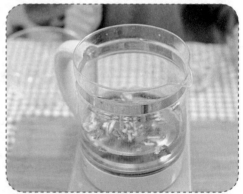

4.在锅中放凉水，放入陈皮，大火烧开再用小火煮5分钟。

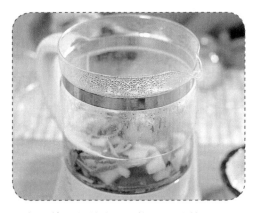

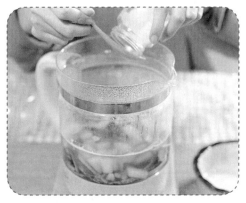

5.加入姜丝和梨块，再熬上20分钟。

6.宝妈们可以根据孩子的口味再加入冰糖调味，即可食用。

**功效点评**

　　陈皮入脾、肺经，气味芳香，辛温通散，长于理气，对脾胃气滞有很好的作用；苦温燥湿，健脾行气，对咳嗽痰多等症效果很好，还能治疗消化不良、没有食欲、恶心呕吐等。生姜有止呕、除寒发汗、和中的作用，用于风寒感冒、发热头痛、无汗。《本草纲目》记载："梨者，利也，其性下行流利。"它药用能治风热、润肺、凉心、消痰、降火、解毒。医学研究证明，梨确有润肺清燥、止咳化痰、养血生肌的作用。

　　煮好后要趁热服用，治疗咳嗽效果很好。如果孩子夜里咳嗽严重，可以在方子里加上三瓣蒜，蒜辛温，下气，能够缓解孩子夜间咳嗽的症状。

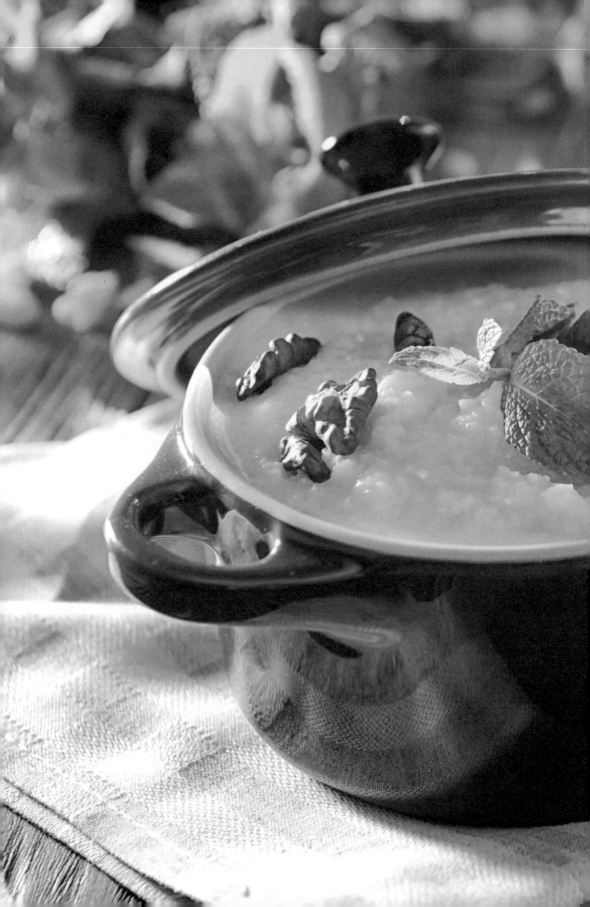

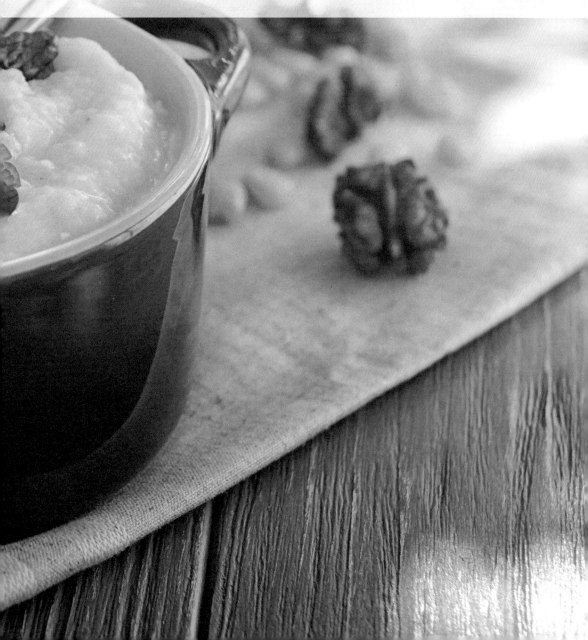

# 第三篇

# 小儿脾胃问题有验方

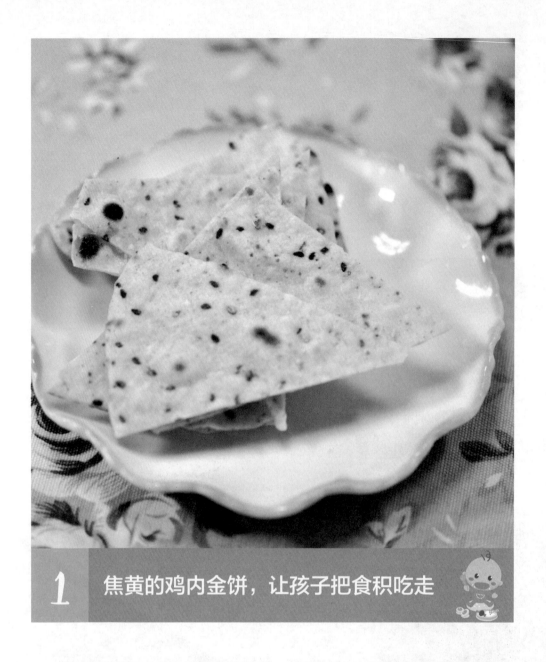

**1** 焦黄的鸡内金饼，让孩子把食积吃走

鸡内金是鸡胃内壁一层黄色的角质。您知道吗，其实鸡内金还是一味中药，消食积效果特别好，加上面粉和芝麻做成的鸡内金饼不仅脆薄可口，还有健胃消食的作用。下面就看看美味又健胃的鸡内金饼是怎么做出来的吧！

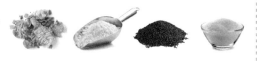

鸡内金5个，面粉500克，芝麻、白糖、食用油适量。

## 制作方法

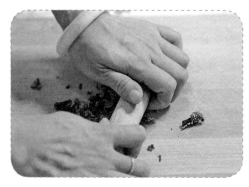

1.把鸡内金用擀面杖研成末，越碎越好。也可以直接打成粉。

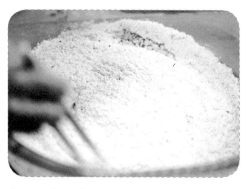

2.把面粉、鸡内金粉、白糖、芝麻混合均匀。

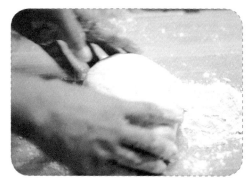

3.在混合粉中加入凉水，和成面团。和成的面团不要太硬，以免做成的饼比较硬而降低口感。

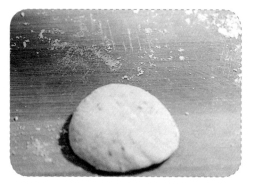

4.面和好后，揪成小剂子。剂子就像孩子的小拳头那么大即可。

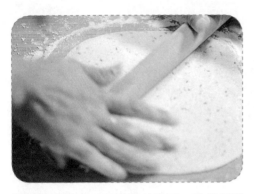

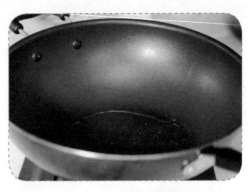

5.把剂子按平，用擀面杖擀开，注意要擀得薄一些，以擀面杖硌到芝麻为宜。

6.用刷子在平底锅上擦一层食用油。

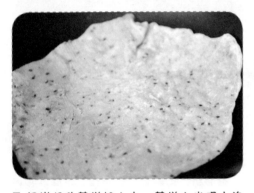

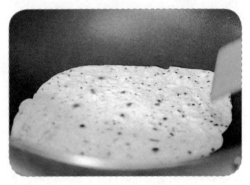

7.把擀好的薄饼摊上去，薄饼上出现小泡后，翻面。

8.小薄饼，翻两三遍就熟了，放在盘子里，孩子就可以吃了。

当然，您也可以根据孩子的口味把糖换成盐，做成咸饼也可以。薄饼酥脆，小孩子都喜欢吃，还能有效治疗积食，一举两得！

## 功效点评

小孩子因为正处在长身体的阶段，对营养的需求非常大，所以吃得也非常多。但是，小孩子的脾胃发育不完善，非常容易食积。宝妈们千万不要小看了食积，它会引起很多疾病，比如发烧、反复呼吸道感染、肺炎、咽炎、头痛、便秘、贫血、夜啼、荨麻疹等。

鸡内金味甘，性平，入脾、胃、膀胱经，健脾运胃，消化积食。鸡内金的成分主要是胃激素、角蛋白、氨基酸，能够加速胃液的分泌，提高肠胃的消化能力。对于因米面和番薯、肉食等引起的积食，鸡内金都能有效缓解。和面粉做成薄饼，可以早晚当点心食用。

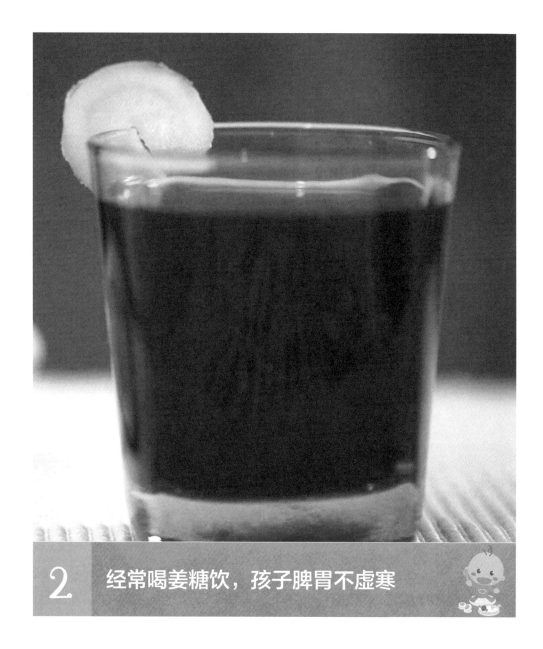

## 2 经常喝姜糖饮，孩子脾胃不虚寒

　　小孩子脾胃功能本身就不完善，有些孩子到了夏天再过食生冷，就容易脾胃虚寒。孩子会出现肚子胀、肚子疼、不爱吃饭、手脚发凉、大便稀溏或者大便干、舌苔白、舌体胖、没精神等症状，吃点温热的会舒服些。姜糖饮是儿科医生非常推崇的一个小方子，简单、实用、有效。

生姜3片，红糖半勺。

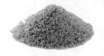

## 制作方法

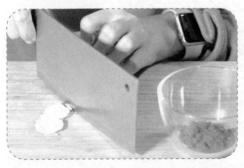

1.新鲜生姜，切取3片，一元硬币大小即可。

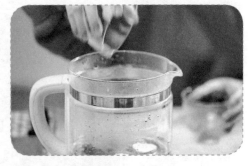

2.在锅里倒入小碗水，放入姜片。

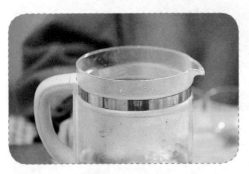

3.大火烧开后换成小火，再熬5分钟。

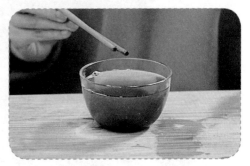

4.关火，去掉姜片，将姜汁倒入碗中，加入红糖即可饮用。

### 功效点评

　　姜糖水是个流传很多年的偏方，效果也非常好。生姜性温，其特有的"姜辣素"能刺激胃肠黏膜，使胃肠道充血，消化能力增强，能有效地治疗吃寒凉食物过多而引起的腹胀、腹痛、腹泻、呕吐等。红糖有和中助脾、温阳散寒的作用。而且，这两味食材都没有什么副作用。

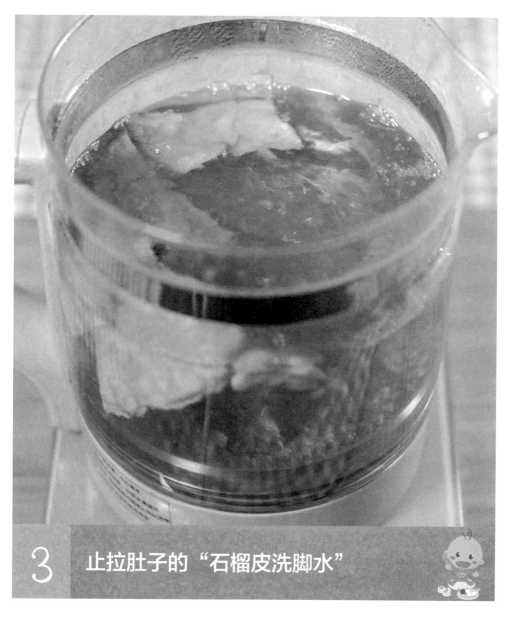

## 3 止拉肚子的"石榴皮洗脚水"

小孩子拉肚子非常常见，这跟婴幼儿的胃肠道功能发育不完善有关。有很多宝妈见不得孩子拉肚子。原因很简单，一拉就瘦。小孩子都是"奶膘"或者"水膘"，一拉肚子，原来胖乎乎的，很快就瘦下去了，人也会没精神。可是你知道吗，用石榴皮熬水给孩子洗脚止腹泻效果非常好哦！

石榴皮30克。

## 制作方法

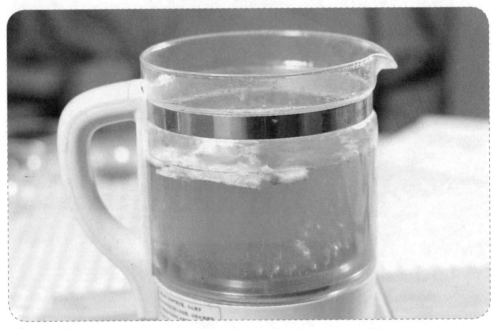

将石榴皮放入锅中，加水大火烧开后换成小火煎20分钟即可。然后倒入洗脚盆中，给孩子洗脚即可。

### 功效点评

宝妈们千万不要小看了这个外治方，在民间有句话，叫"洗洗脚，止住屙"，说的就是用石榴皮洗脚。石榴皮味酸涩，性温，入大肠经，有收敛止泻的作用。这是个流传数百年的好方法，效果非常好。

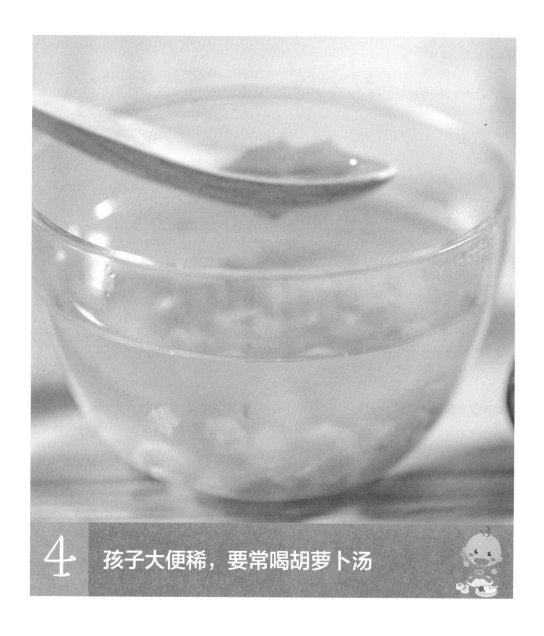

# 4 孩子大便稀，要常喝胡萝卜汤

　　有些宝妈反映，孩子经常大便稀，问有没有什么好招。其实，胡萝卜汤简单易做，取材方便，是一个止泻良方。接下来我们就看看胡萝卜汤的制作方法吧！

胡萝卜250克，白糖25克。

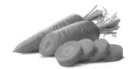

## 制作方法

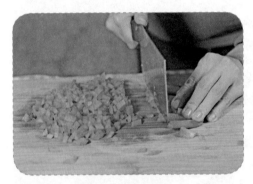

1.把胡萝卜洗干净，切丁备用。

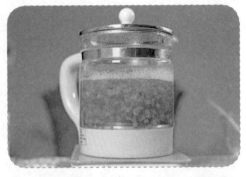

2.在锅中加入适量水，放入切碎的胡萝卜，开大火煮沸后换成小火再煮20分钟。

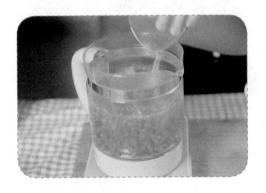

3.加入白糖搅拌后关火，喝胡萝卜汤即可，当然，如果有些孩子喜欢胡萝卜，也可以把胡萝卜吃掉。

### 功效点评

胡萝卜中含有果胶以及植物纤维，吸水性强，在肠道中体积容易膨胀，是肠道中的"充盈物质"，可加强肠道的蠕动，从而利膈宽肠通便；另外，胡萝卜还能吸附大肠中的细菌及其毒素，并使大便成形。

胡萝卜被称作"小人参"，是因为它含有人体不可缺少的维生素，有利于增强身体的免疫机能，常吃胡萝卜对孩子的健康非常有好处。

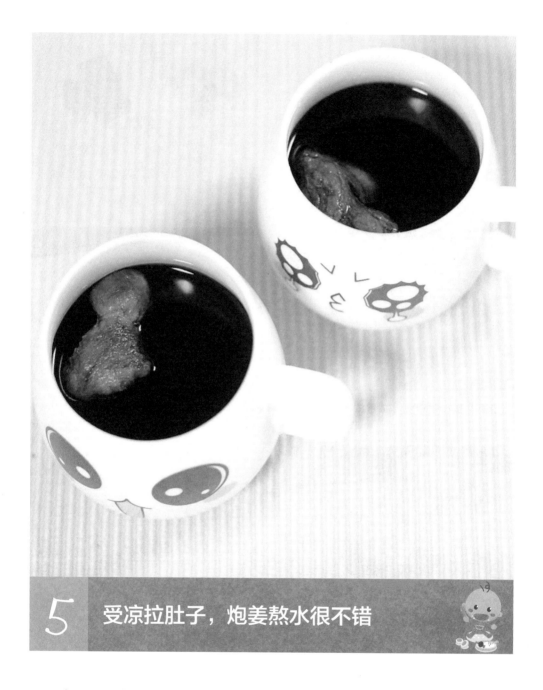

# 5 受凉拉肚子，炮姜熬水很不错

孩子受凉拉肚子，如果只是稍微腹泻，家长其实不用带着孩子去医院，在家里就可以处理一下。家长可以去药店买点炮姜，给孩子煮水喝，孩子喝了之后，很快就不拉肚子了。这是中医儿科大夫经常给宝妈们介绍的小方子，很管用。

炮姜10克，红糖适量。

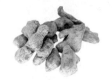

## 制作方法

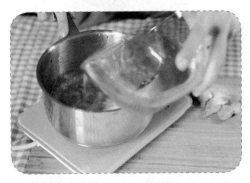

1. 在锅中放入1碗清水，接着放入炮姜。

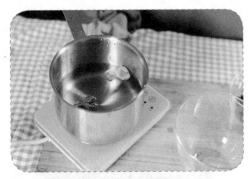

2. 大火烧开后换成小火再熬15分钟。

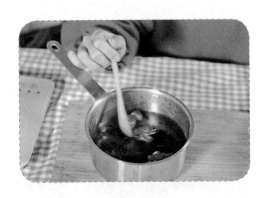

3. 熬好后加入红糖，搅拌均匀即可饮用。

## 功效点评

　　姜有暖胃散寒的作用，红糖是补血的佳品，两者搭配熬成的姜汁红糖水有预防感冒、调理肠胃、消炎、去湿活血、暖胃、止呕的功效。炮姜是炮制加工过的生姜，温中散寒，当孩子出现脾胃虚寒、腹痛吐泻的时候，儿科大夫经常会用到它。中医古籍《医学入门》中说，炮姜"温脾胃，治里寒水泄，下痢肠澼，久疟，霍乱，心腹冷痛胀满"。

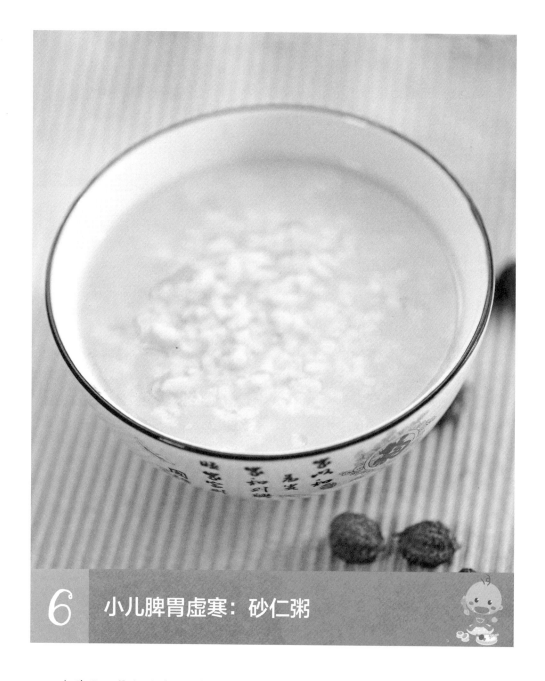

## 6 小儿脾胃虚寒：砂仁粥

　　小孩子正是长身体、长智力的时候，脾胃是后天之本，如果脾胃功能不佳，影响到孩子的吸收，就会影响到孩子的身体及智力发育。

　　脾胃虚寒的孩子，大多舌淡苔白。孩子大多会伴有肚子胀、肚子疼、手脚发凉、神疲乏力、呕吐、大便稀或者不成形等症状。家长要注意，这类孩子在饮食上，要少吃生冷的食物，否则容易加重腹泻、腹胀等症状。脾胃虚寒的孩子，家长可以经常做砂仁粥给孩子喝。

## 准备材料

砂仁3克，大米100克。

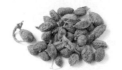

## 制作方法

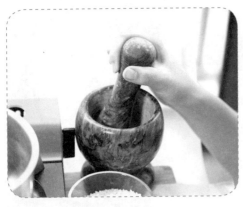

1.把砂仁研磨成粉。

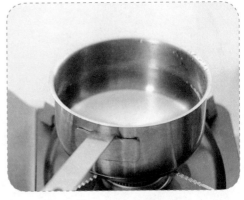

2.在锅中加入清水，倒入砂仁粉。

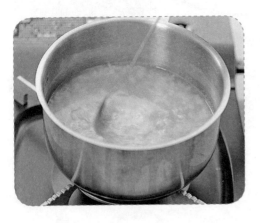

3.再加入大米，大火烧开后换成小火熬粥即可。

## 功效点评

　　砂仁健脾胃的作用非常好，很多中成药中都有砂仁，像香砂养胃丸等，因为它有温暖脾胃、补气养血的作用，并且本身还可以用作香料，中医说它"芳香行散，降中有升"。熬粥给孩子喝效果非常棒。

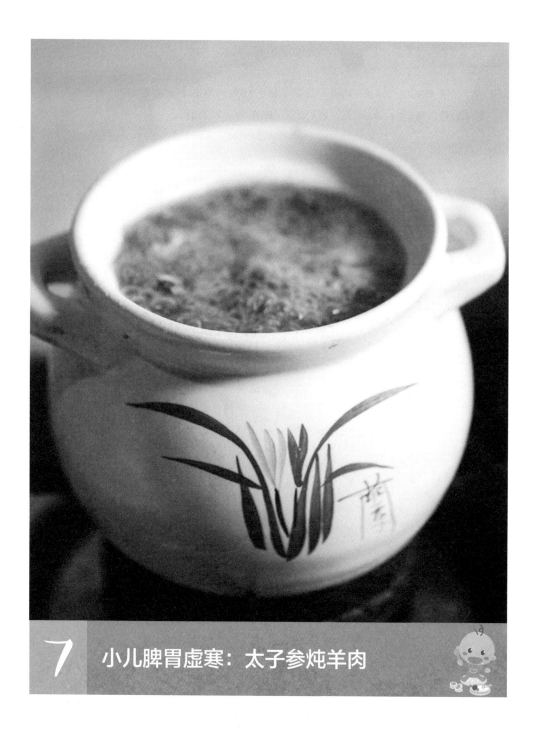

**7** 小儿脾胃虚寒：太子参炖羊肉

如果孩子"无肉不下饭"的话，太子参羊肉汤也是个不错的选择。

太子参35克，羊肉350克，香菇（鲜）25克，鸡蛋1枚，生姜5克，大葱10克，酱油10克，盐3克，淀粉5克，糖色2克，味精1克，料酒5克。

## 制作方法

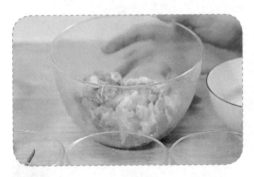

1.羊肉洗净，切成小块儿。

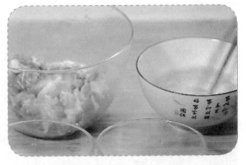

2.鸡蛋、淀粉加糖色少许搅成糊。

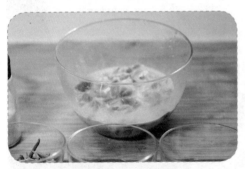

3.将鸡蛋淀粉糊倒入羊肉中搅匀。

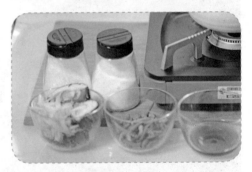

4.将香菇切成坡刀片。

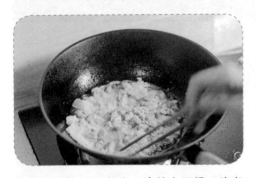

5.锅中油烧至五成热，将羊肉下锅，炸成红黄色，出锅渲油。

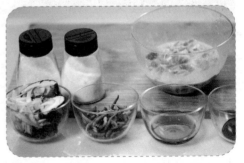

6.把葱、姜切成丝。

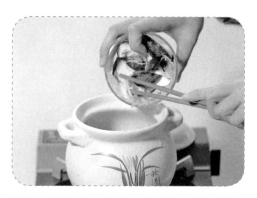

7.在砂锅中加入羊肉、太子参、葱、姜及清水。

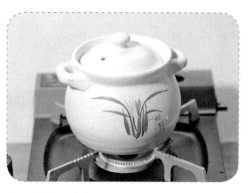

8.大火烧开后换成小火炖约1小时。

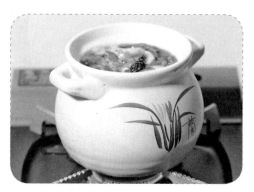

9.加入香菇，再炖15分钟，最后加入酱油、盐、味精、料酒，一道太子参炖羊肉就成了。

功效点评

其实，脾胃虚寒的孩子喝羊肉汤效果特别好。羊肉入脾、肾二经，中医说它"补体虚，祛寒冷，温补气血；益肾气，补形衰，开胃健力"，对小儿常见的风寒咳嗽、慢性气管炎、虚寒哮喘等都有一定的辅助治疗效果。做法也很简单，炖肉汤即可。对于年龄稍大一些的孩子，可以把太子参换成党参，功效更强一些。

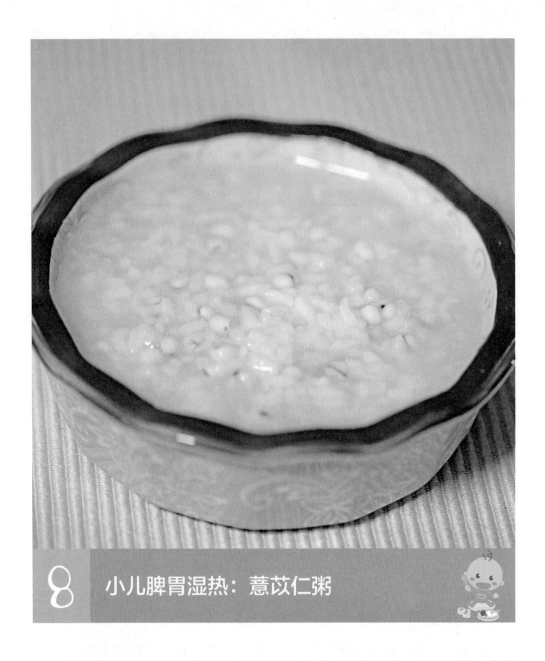

# 8 小儿脾胃湿热：薏苡仁粥

　　脾胃湿热的孩子也非常多见，这类孩子多表现为舌苔黄、舌质红等。常见的症状为大便干、小便黄、肚子热、手脚心热、出汗多、口臭等等。家长注意，这类孩子一定要忌食辛辣，少熬夜。在饮食上，最常见的薏苡仁粥就非常好，因为薏苡仁除了有利湿、清热的作用外，本身还有健脾的功效。

薏苡仁80克，大米60克，白糖适
量（据个人口味而定）。

## 制作方法

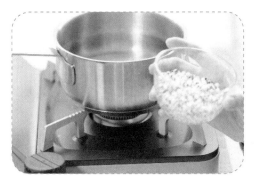

1.将薏苡仁淘洗干净，用水浸泡3个小时。

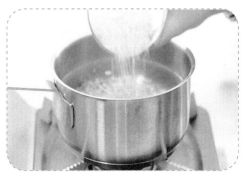

2.将大米淘洗干净，沥干水分，两种食材
全部放到电饭煲中。

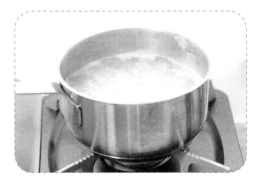

3.加入适量清水，按粥汤键开始煮，直到
电饭煲自动停止。

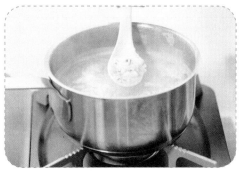

4.熬煮好的粥，有淡淡的香味，加适量白
糖即食。

## 功效点评

　　薏苡仁具有健脾、利湿、除痹的功效；大米补中益气、健脾养胃、益精强志、
和五脏、通血脉、聪耳明目，孩子常喝对身体非常有好处。白糖富含碳水化合物。
薏苡仁粥是一道非常经典的清利湿热药膳，对孩子脾胃湿热的治疗效果也非常好。

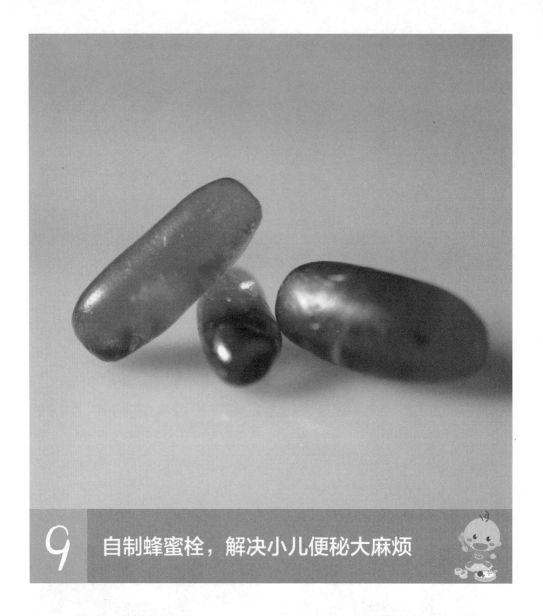

# 9 自制蜂蜜栓，解决小儿便秘大麻烦

小儿便秘、大便干很常见，所以有些宝妈觉得小儿便秘没什么大不了的。其实这种想法大错特错，很多小儿常见病都跟便秘有直接关系。

比如：

一是反复发烧。长期便秘的孩子，体内毒素长期堆积，就容易导致"热邪上行"，这时候孩子就容易反复发烧。

二是不爱吃饭、食欲差。便秘时间长了，小孩子的胃肠道功能就发生紊乱了。这时候孩子就会肚子胀，不爱吃饭。

三是烦躁、夜里睡不安稳。人体有四个废物排泄方式，分别是呼吸、汗、尿、粪便。便秘的孩子，排泄废物的渠道受阻，身体就会存留更多的有害物质，这时候孩子就会出现烦躁、夜里翻来覆去睡不好觉的情况。

四是个子小。如果孩子长期便秘，营养摄入长期不足，孩子的身高就会大受影响。

五是爱生病、免疫力低下。便秘的孩子一方面会出现吃饭少、营养摄入不均衡，另一方面还会经常感冒发烧。孩子一生病，再加上不正确的用药，比如滥用抗生素损伤肠胃等，时间久了，孩子的免疫力就会受损，就容易反复生病，这等于进入了一个恶性循环。

当然，便秘的孩子还会出现经常肚子疼、尿床、扁桃体反复发炎、头疼头晕、记忆力差、学习能力低下、营养不良、反复感冒、反复咳嗽、口臭、脸黄不红润、肛裂等等。便秘还会使孩子将来患上一些潜在性疾病。比如，便秘的孩子排便需要屏气，这就会造成血压、腹压升高，将来孩子患高血压的可能性就大大增加。另外，有毒物质长期存留直肠，还会影响生殖系统，孩子将来可能出现生殖障碍，比如不育、不射精等等。

所以，如果孩子便秘的话，家长最好及时给孩子处理一下。如果孩子是长期便秘，最好找大夫看看，如果孩子偶尔便秘，下面的"蜂蜜栓"效果非常好，宝妈们不妨一试。

## 准备材料

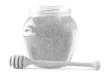

蜂蜜1勺（盛饭用的饭勺）。

## 制作方法

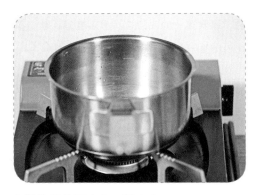

1.把炒锅放在火上，开小火。

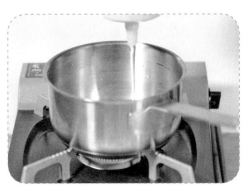

2.加入蜂蜜1勺。

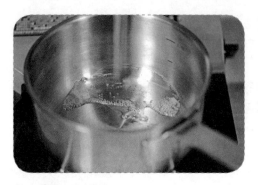

3.用筷子不断搅拌。

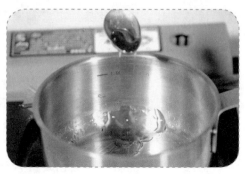

4.3分钟，关火。

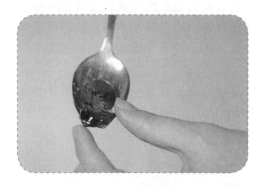

5.做到这一步的时候宝妈注意，待熬好的蜂蜜稍凉，手不感觉烫的时候就用手去搓，搓成比吃的胶囊稍大一点的形状。不要等彻底凉透了再去搓，到时候蜂蜜会彻底变硬，就搓不成了。如果搓得慢，锅里的蜂蜜都硬了也没有关系，重新加热后再搓就可以了。

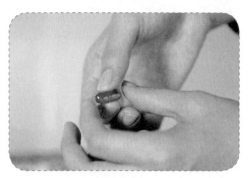

6.搓成一个个蜂蜜栓以后，用保鲜膜包好，放在冰箱中备用。

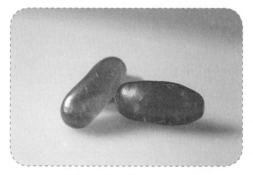

7.孩子便秘的时候，可以先挑一个最小的，塞到孩子的肛门中。很多宝妈反映，孩子很快就会产生便意，拉大便也不困难了。

## 功效点评

　　宝妈们可不要小看了蜂蜜栓，这是医圣张仲景记载在《伤寒论》中的方法。原文说："蜜七合，一味，内铜器中微火煎之，稍凝似饴状，搅之勿令焦著，欲可丸，并手捻作挺，令头锐，大如指，长二寸许，当热时急作，冷则硬。以内谷道中，以手急抱，欲大便时乃去之。"

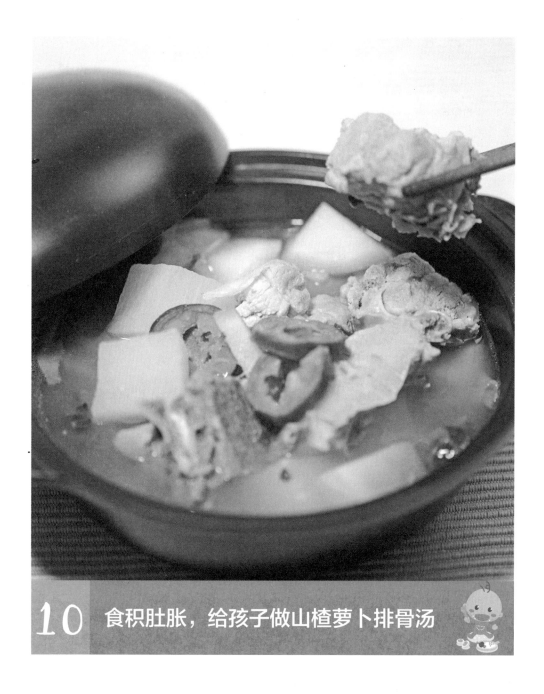

**10** 食积肚胀，给孩子做山楂萝卜排骨汤

　　我们经常会拿小孩子的肚子开玩笑："来，让爸爸（妈妈）看看，瓜熟了没有？"为什么？因为小孩子很容易食积肚胀，而且肚胀的时候很明显，圆圆的。把左手的手掌放上去，用右手的四指去叩一叩，还能听到"咚、咚"的响声，真的就像鉴别西瓜熟了没有一样。小孩子肚子胀，跟伤食有关。吃东西吃着了，食物停滞、胃气不降会引起这种情况。给孩子做道山楂萝卜排骨汤吧！

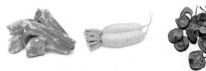

猪排骨250克，白萝卜250克，干山楂10片。

**制作方法**

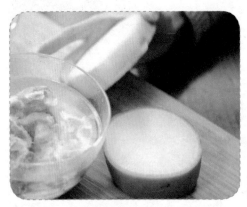

1.把萝卜洗干净切成红枣大小的块儿。

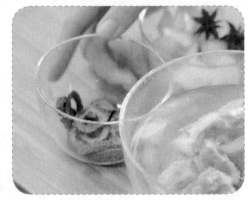

2.把山楂片洗净。

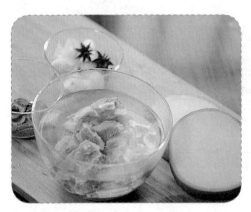

3.把排骨洗净后用清水泡上半小时。

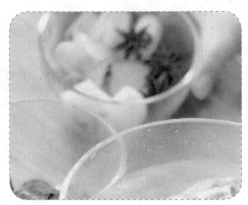

4.准备好葱、姜、蒜等调味料。

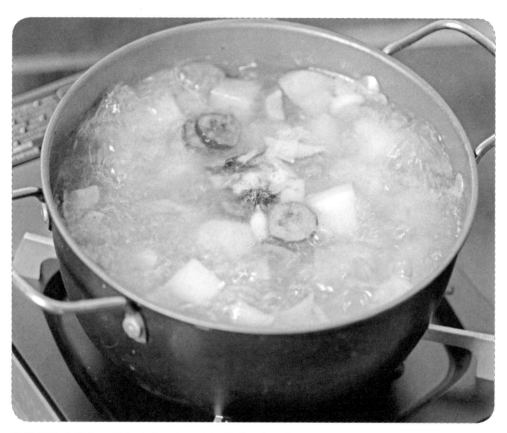

5.排骨洗净后倒入锅中（高压锅、炒锅等均可），加入冷水、萝卜、山楂，一同炖熟，加入调料即可。

**功效点评**

　　排骨的营养价值非常高，中医认为它有补中益气、滋养脾胃、改善贫血、强筋壮骨等作用。白萝卜可以消食除胀、行气化痰。山楂消肉食、除积滞效果非常好。如果你家孩子肚子胀、有食积、不爱吃饭，给孩子做道山楂萝卜排骨汤准没错。

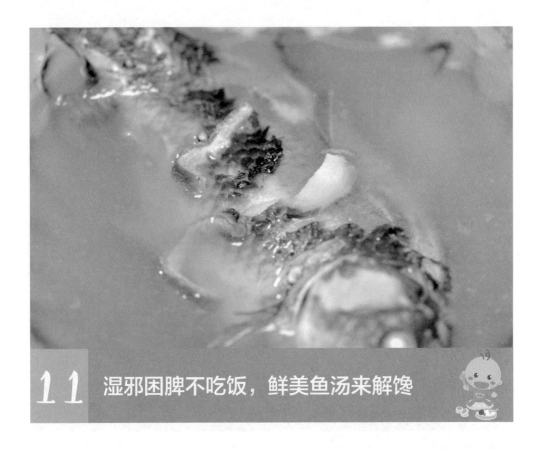

## 11 湿邪困脾不吃饭，鲜美鱼汤来解馋

中医有风、寒、暑、湿、燥、火六种病邪，湿邪有个特点，它重浊而黏腻，能阻碍脾的运化。这样说可能不太好理解，举个例子，下过雨后，很多人外出活动一会儿，感觉身上黏黏的，汗没有排出来，浑身不舒服。这就是湿邪侵犯了身体。

当湿邪侵犯身体的时候，脾胃的运化功能就会受阻。中医认为，脾主肌肉四肢。如果脾脏的功能不强的话，它就没有足够的力量把营养物质输送到全身去。所以，这时候很多人就会感到乏力、四肢没劲儿等。而胃气喜欢往下走，经过肠道，推动废物排出体外。如果胃气往上走的话，人们就会感觉肚子胀、泛酸、打饱嗝等。

所以说，当湿邪侵犯身体的时候，我们就会感觉到身体沉重、四肢没劲儿、食欲不振、消化不良、胸闷、腹胀、感觉到渴又不想喝水。其实，这个时候可以适当多吃一些健脾祛湿的食物，如南瓜、鲤鱼、荠菜、金针菜、莴苣、冬瓜、赤小豆、玉米等，可以祛除湿邪，让人身体健康、精神百倍。

出现湿邪的时候，给大家推荐陈皮生姜鲫鱼汤，大人小孩子都可以用。

半斤重鲫鱼1条，生姜20克，陈皮20克，胡椒1克。

## 制作方法

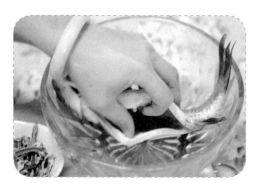

1.把鲫鱼除去内脏，处理干净。

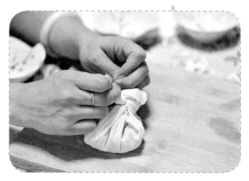

2.把生姜、陈皮、胡椒用纱布包好。

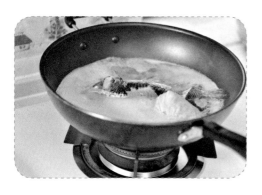

3.在炒锅中加入冷水，把鲫鱼和纱布药包放入炒锅中，大火烧开炖熟即可。注意两点，一是不要炖太久，二是不要加太多其他调料，以免影响鱼汤的口味。

## 功效点评

鲫鱼入脾、胃、大肠经，健脾利湿效果非常好。如果你家宝宝夏天不爱吃饭、不爱活动、浑身没劲、大便不爽、舌苔厚腻，则多跟湿邪困脾有关。这时候以鲫鱼为主食，正好可以健脾利湿。生姜可以健脾开胃，陈皮燥湿化痰、健脾理气。整道鱼汤有健脾利湿的作用。

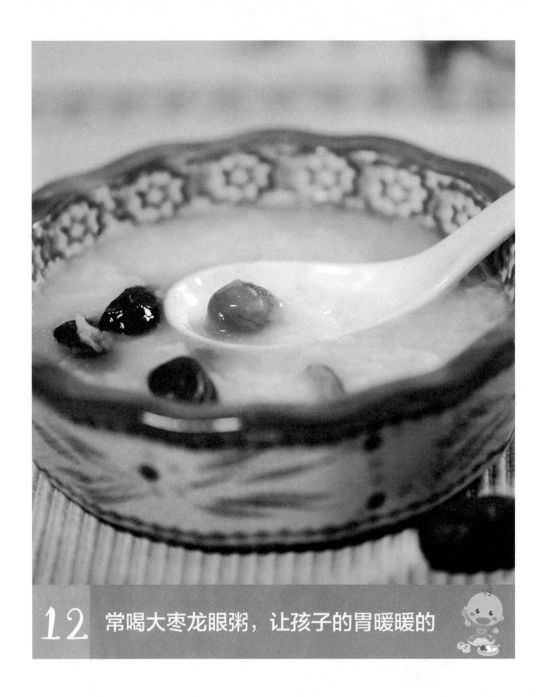

**12** 常喝大枣龙眼粥，让孩子的胃暖暖的

越是夏天，孩子越容易吃凉东西伤胃引起胃寒。这时候，宝妈们不妨给孩子做一道大枣龙眼粥。

大米50克，大枣、龙眼各3颗。

## 制作方法

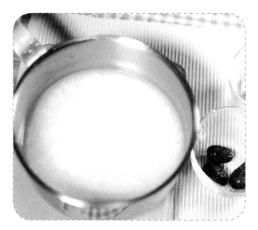

1.将大米放在锅里煮粥。

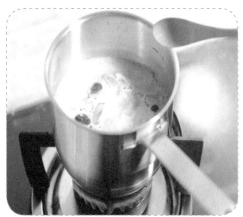

2.加上大枣和龙眼，再熬上10分钟即可。

## 功效点评

　　大米健脾养胃、补中益气。红枣性温，归脾、胃经，有补中益气的作用。龙眼也就是桂圆，有温阳健脾的作用。所以整个方子健脾养胃，温阳益气。

　　中医讲，春夏养阳，秋冬养阴。春、夏天为什么要养阳？因为阳气是外散的。经常熬大枣龙眼粥给孩子喝，对小家伙的身体也非常有帮助。

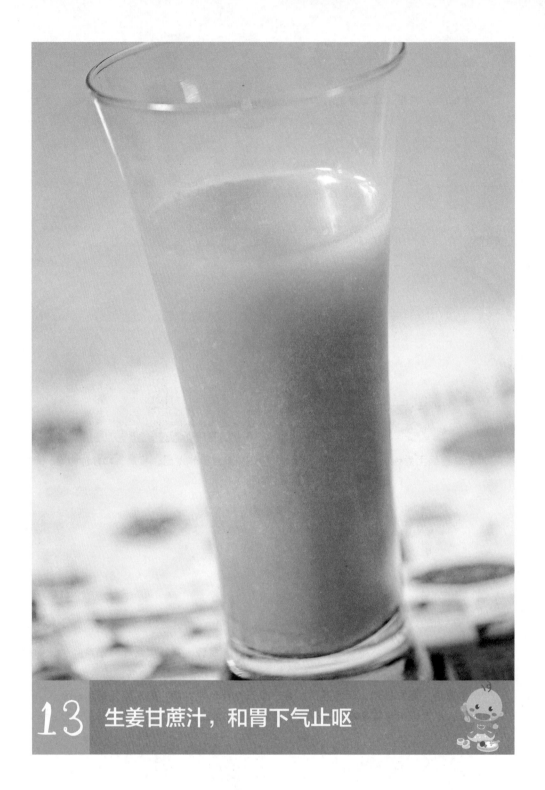

**13** 生姜甘蔗汁，和胃下气止呕

小孩子胃口比较浅，所以很容易打嗝、呕吐，可以给孩子做"生姜甘蔗汁"。

## 准备材料

甘蔗1根，生姜1块。

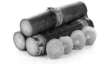

## 制作方法

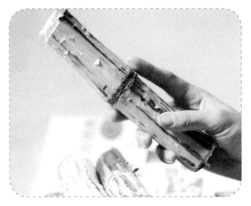

1.把甘蔗用榨汁机榨汁100毫升。

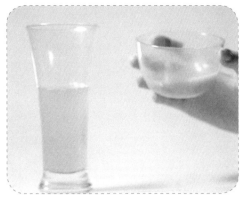

2.生姜榨汁10毫升。

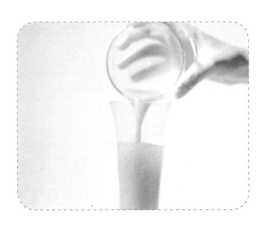

3.两者一同倒入锅中，放在火上加热一下即可。

## 功效点评

这个方子和胃、下气、止呕。孩子肚子胀、经常打嗝、呕吐、嘴巴臭都可以喝。味道非常甜，孩子抱着不会松口！

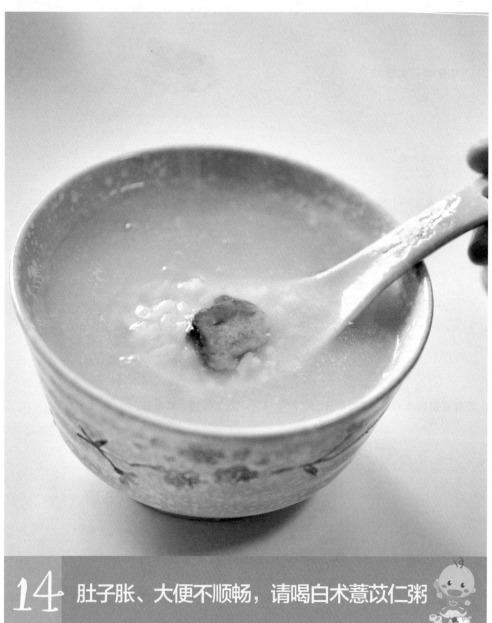

**14** 肚子胀、大便不顺畅，请喝白术薏苡仁粥

炒白术10克，薏苡仁20克，粳米50克。

## 制作方法

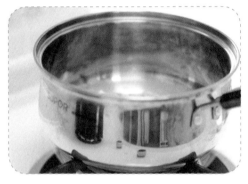

1.将炒白术、薏苡仁放入锅中，加两碗水，大火烧开后换成小火煎煮30分钟。

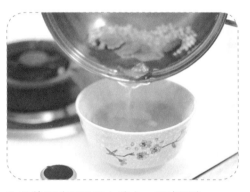

2.把煎好的药汁倒入碗中，倒掉药渣。

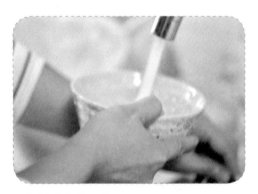

3.把粳米淘洗干净。

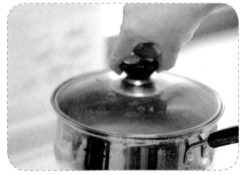

4.把药汁倒入锅中，加入粳米熬成粥即可食用。

## 功效点评

　　白术归脾、胃经，有健脾益气、燥湿利水的作用，对于脾虚食少、腹胀泄泻、嗓中有痰者有调治作用。薏苡仁健脾利湿。整个方子有健脾益气、燥湿化痰的作用。如果孩子出现厌食、食不知味，常伴嗳气泛恶、胸闷脘痞、大便不畅，或偶然多食则脘腹胀满时，都可以常给孩子熬"白术薏苡仁粥"喝。

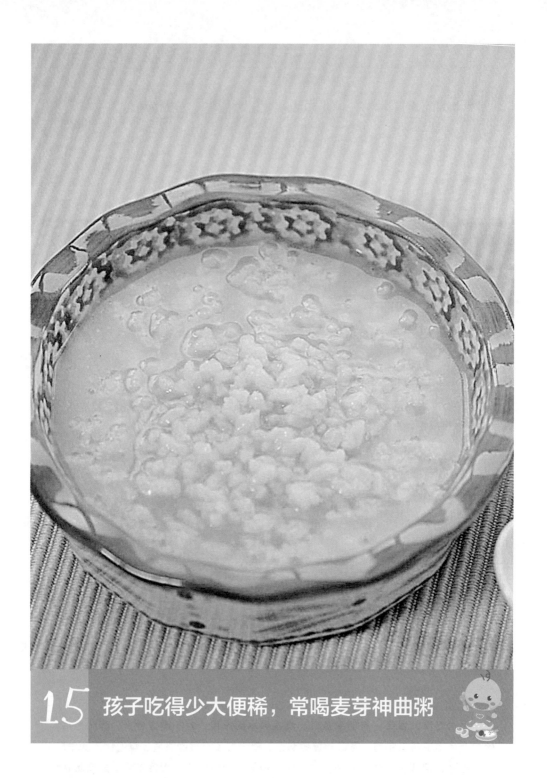

15 孩子吃得少大便稀，常喝麦芽神曲粥

大麦芽20克，神曲15克，大米50克。

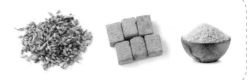

## 制作方法

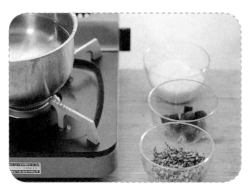

1. 将大麦芽、神曲、大米用清水洗净。

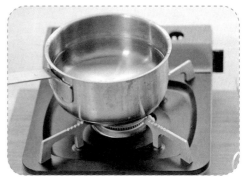

2. 在锅中加两小碗清水，放入大麦芽和神曲，大火烧开后换成小火再煎20分钟。

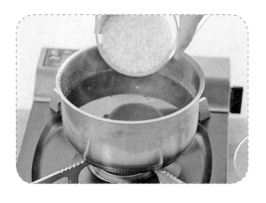

3. 除去药渣，在煎好的药汁中加入大米熬粥，如果感觉水不够可以再加点清水。粥成即可服用。

## 功效点评

大麦芽可以促进淀粉性食物的消化，有行气消食、健脾开胃的作用。神曲消食和胃，中医说它"主治饮食积滞，脘腹胀满，食少纳呆"，也就是说，当孩子肚子胀、厌食、消化不良的时候，用它效果非常好。所以整个方子可以益气、健脾、导滞。如果孩子出现不思饮食，兼见面色少华，精神不振，食少便多，大便入水易散、夹有未消化食物，或易于出汗、易于感冒时，可常给孩子熬"麦芽神曲粥"喝。

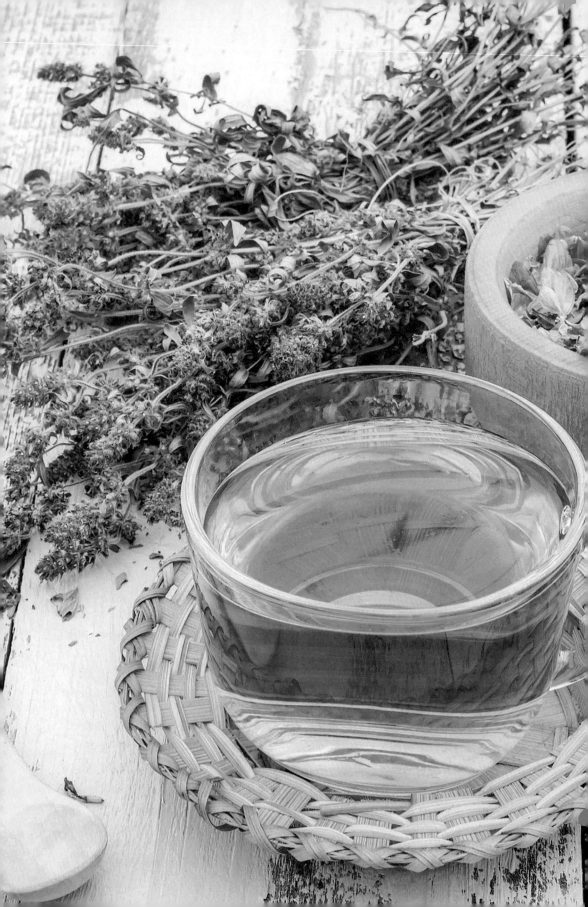

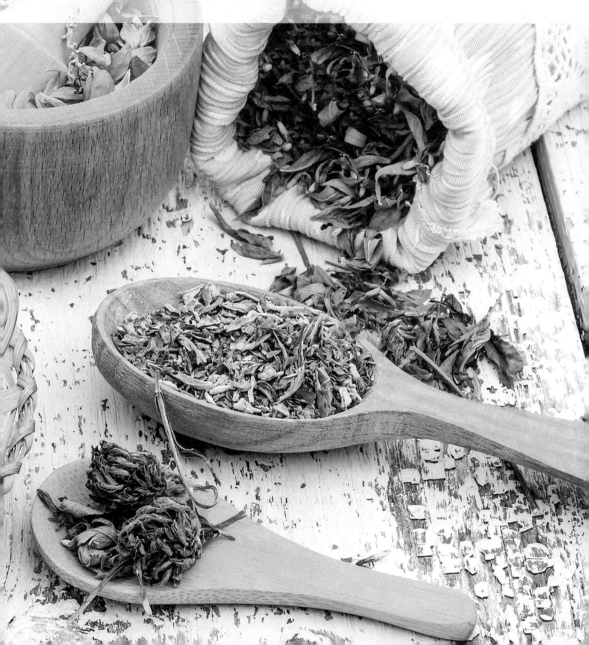

第四篇

小儿内热多汗有验方

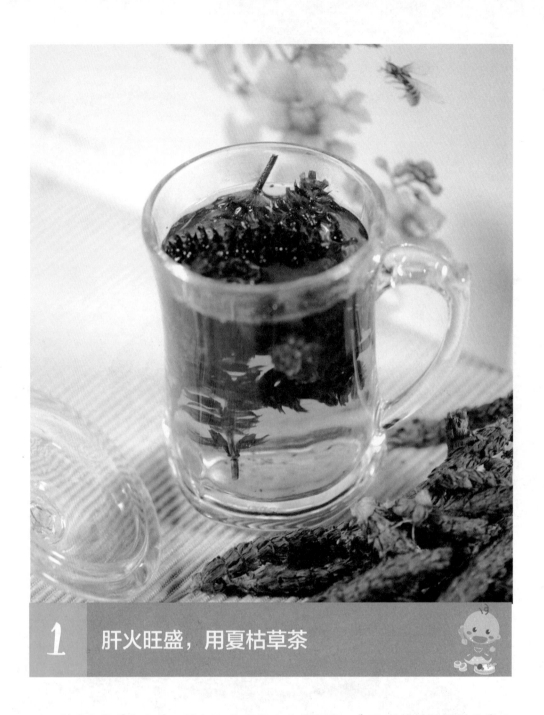

## 1 肝火旺盛，用夏枯草茶

小孩子是纯阳之体，再加上因为长个子的原因，每天对营养的需求非常旺盛，所以孩子吃得也特别多，也特别容易上火。家长可以根据孩子的症状，用花草茶给孩子消一消火。比如，用夏枯草消肝火。

说起夏枯草，很多宝妈听到这个名字就会觉得，在夏天就枯萎，真是好悲伤的故事啊！不要伤感，夏枯草可是一味可以祛肝火的良药呢。

夏枯草10克。

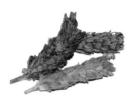

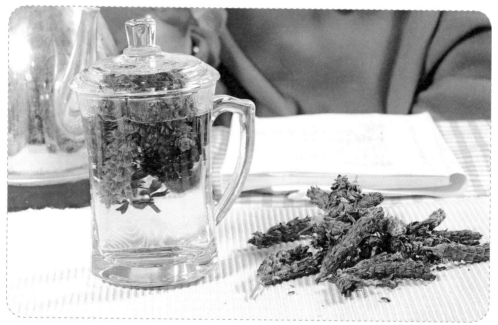

把夏枯草放入茶杯中，倒入开水。盖上杯盖，焖10分钟左右即可饮用。

## 功效点评

　　夏枯草茶清热明目，还简单易做，宝妈们在家里就可以做。需要注意的是，肝经热主要表现在眼睛干涩、脾气大、脸上会长痘，女性有时候还会有乳房胀痛的症状，孩子则表现为情绪烦躁、眼睛红，给孩子洗脸会发现有很多眼屎。

　　夏枯草味辛、苦，性寒，入肝、胆经，清肝火效果非常好。《滇南本草》中说它"祛肝风，行经络，治口眼歪斜。行肝气，开肝郁"。不管是大人还是宝宝有肝经热的症状，都可以泡上一壶夏枯草茶饮用，上火症状会慢慢减轻。

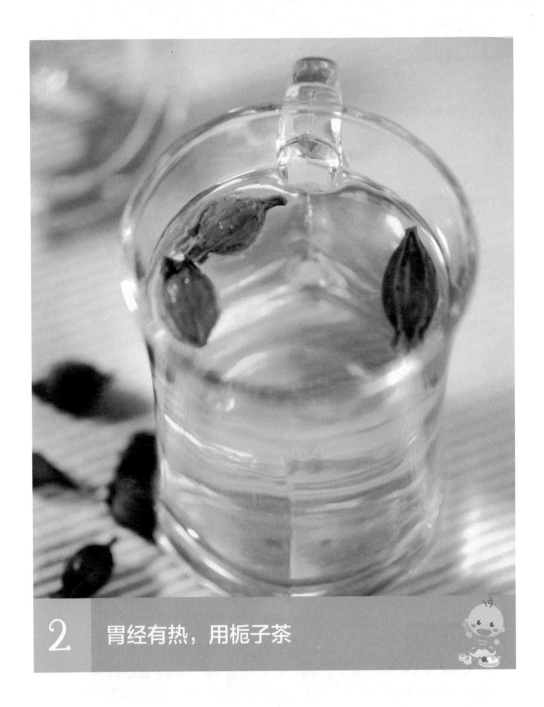

## 2. 胃经有热，用栀子茶

有一首歌叫《栀子花开》，大人小孩都爱唱，栀子花本身也宁静素雅，气味芬芳，我们都知道栀子花美丽，殊不知，栀子还是一味清胃热的良药呢！

栀子3颗，蜂蜜1勺。

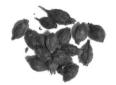
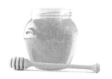

## 制作方法

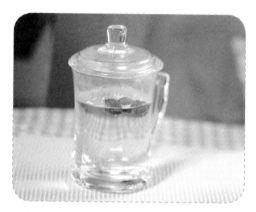

1. 把栀子放入茶杯中，加入开水。盖上杯盖，焖10分钟左右。

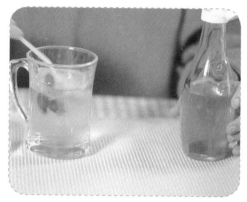

2. 打开杯盖，等茶水的温度降到40℃左右的时候，加入蜂蜜，搅拌均匀，即可饮用。

## 功效点评

　　栀子味甘、苦，性寒，入肺、肝经，有清热凉血、化痰止咳、润肠通便的作用。栀子花能够清胃火，体内虚火大主要表现为口臭、牙龈肿痛、烦躁、口渴欲饮、口腔溃疡、舌尖烂等，喝栀子花茶即可。《名医别录》中说，栀子"疗目热亦痛，胸心、大小肠大热，心中烦闷，胃中热气"。需要注意的是，栀子茶适合胃经热的人，虚寒体质、肾阳不足的人不能喝，否则会造成身体虚弱。

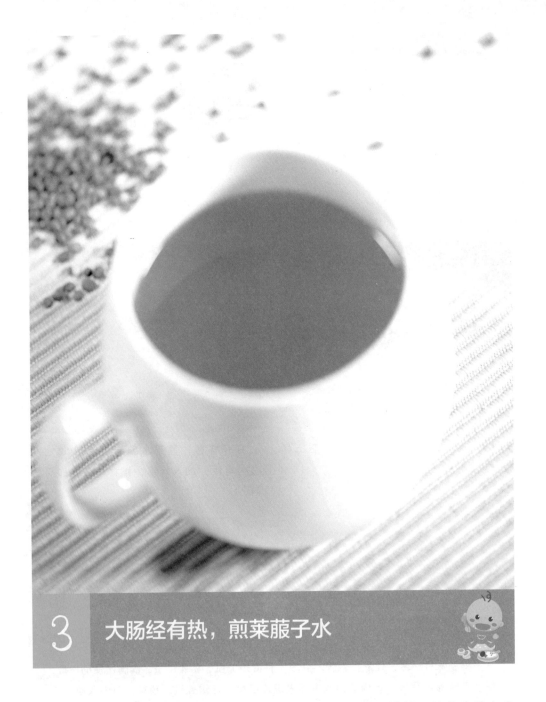

**3** 大肠经有热，煎莱菔子水

莱菔子大家可能有点陌生，但是白萝卜大家都知道，莱菔子就是白萝卜的种子，宝妈们可以在孩子积食、大便干结的时候熬点莱菔子水喝，症状就会大大缓解了！

## 准备材料

炒莱菔子50克。

## 制作方法

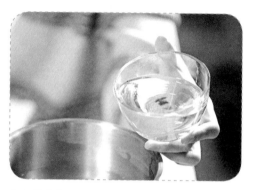

1. 在锅中加入2小碗水，加入莱菔子。

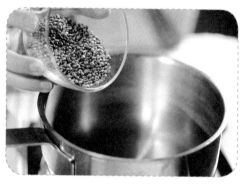

2. 大火烧开后，换成小火，再煎20分钟。

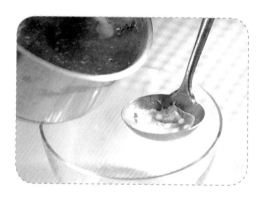

3. 将莱菔子汁倒入碗中，每天早晚一次给孩子喝。

## 功效点评

莱菔子味辛、甘，性平，归脾、胃、肺经，能升能降，具有消食导滞、降气化痰的功效，主治食积气滞、脘腹胀满、嗳气、下痢后重、咳嗽痰多、喘促胸满。大肠经有热的时候，会出现大便干结、大便臭、肛门痒、肚子胀、肚子痛、面色粗糙、易长痘等症状。用莱菔子熬水喝，这些症状能够得到有效缓解。莱菔子，始载于《日华子本草》，历代本草均有收载。

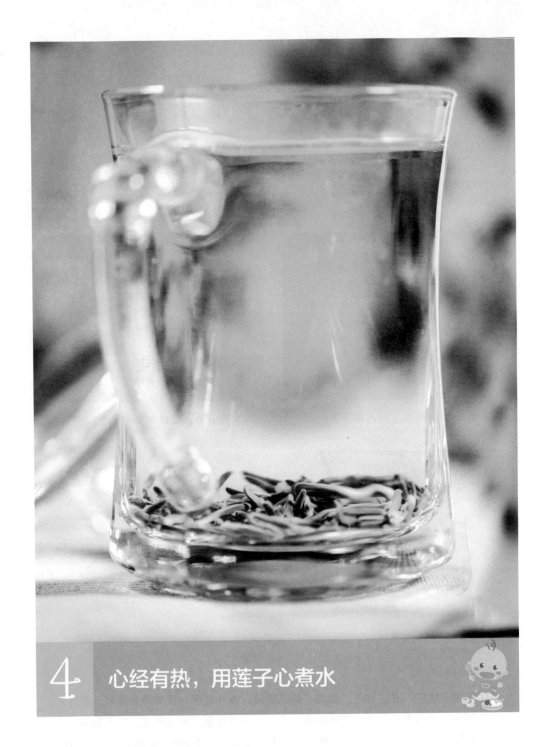

# 4 心经有热，用莲子心煮水

莲子心就是莲子中央的绿色胚芽，很多人吃到后会觉得苦涩，并不爱吃，但是用莲子心煮水，好处多多哦！孩子如果盗汗，口干，尿黄，可以给孩子准备莲子心水喝。

莲子心2克。

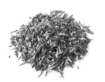

**制作方法**

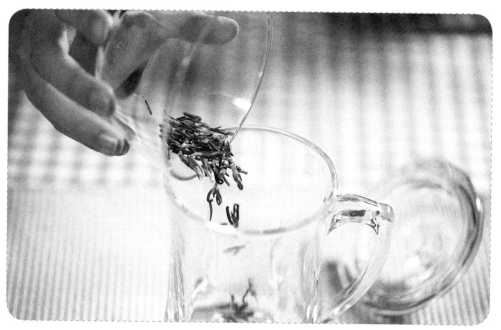

把莲子心放入茶杯中，倒入开水。盖上杯盖，焖10分钟左右即可饮用。

**功效点评**

莲子心味苦，性寒。清心，去热，治心烦、口渴，平和五脏之气，还有极好的降压去脂之效。心火旺盛会表现为心烦、口干、盗汗、口腔溃疡、尿黄等症状，这时候用莲子心泡水喝效果最好了。它本身不仅可以清心去火，还可以安神益智，平和五脏之气。《温病条辨》有云："莲心，由心走肾，能使心火下通于肾，又回环上升，能使肾水上潮于心。"要注意，莲子心性寒，便秘或者腹胀的患者并不建议服用。除此之外，莲子心也不适合长期服用，特别是体质偏寒的人更不能长期服用。

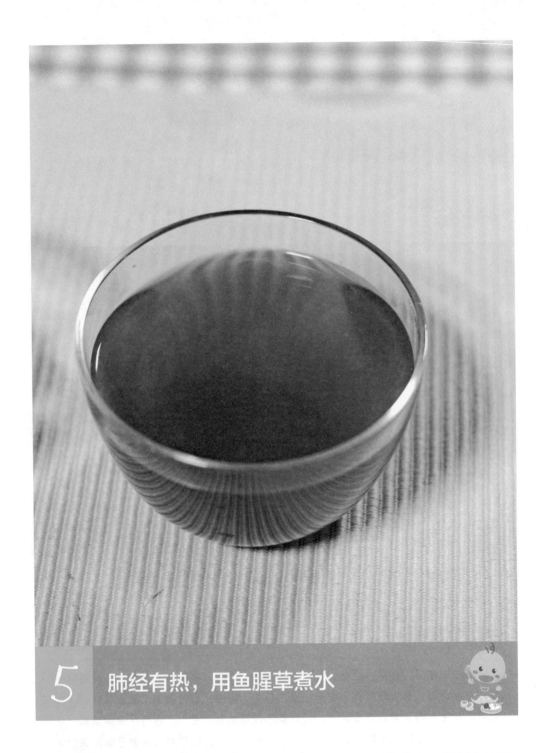

## 5 肺经有热，用鱼腥草煮水

鱼腥草是一种野生植物，也是一味很好的中药材，煮水喝可以缓解嗓子疼、流鼻血的症状，制作方法简单，宝妈们可以煮给有肺热的宝宝喝。

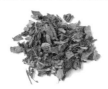

鱼腥草10克。

## 制作方法

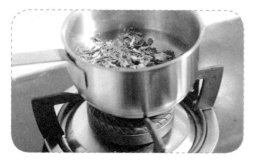

1.在锅中加入2小碗水，加入鱼腥草。

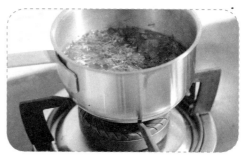

2.大火烧开后，换成小火，再煎15分钟。

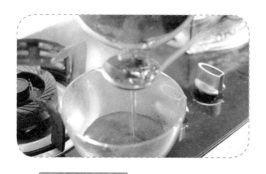

3.将鱼腥草汁倒入碗中，每天早晚各一次给孩子喝。

## 功效点评

　　鱼腥草味辛，性寒凉，归肺经，能清热解毒、消肿疗疮、利尿除湿、清热止痢、健胃消食，用治实热、热毒、湿邪为患的肺痈、疮疡肿毒、痔疮便血、脾胃积热等。现代药理实验表明，本品具有抗菌、抗病毒、提高机体免疫力、利尿等作用。《名医别录》中说："生湿地，山谷阴处亦能蔓生，叶如荞麦而肥，茎紫赤色，江左人好生食，关中谓之菹菜，叶有腥气，故俗称鱼腥草。"

　　有肺火时会出现嗓子干疼、干咳、流鼻血等症状，这时候鱼腥草就派上大用场了。鱼腥草入肺经，有清热解毒的作用，一般出现肺炎、急慢性支气管炎等疾病的时候常常会用到它。

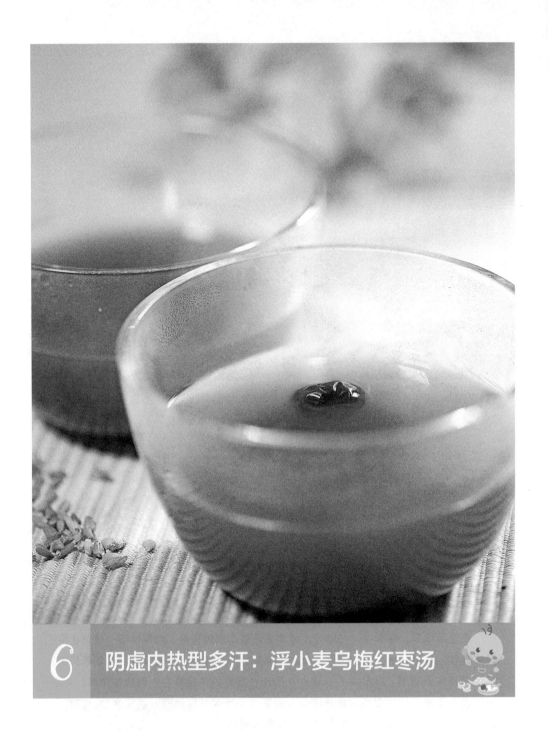

**6** 阴虚内热型多汗：浮小麦乌梅红枣汤

　　汗为心之液，小孩子出汗多是会伤身体的。但是，生活中小儿多汗却非常常见。如果孩子手脚心多汗，还伴有五心烦热，夜里睡觉的时候出汗、口干、大便干等，多属于阴虚内热。宝妈们可以煮上一碗浮小麦乌梅红枣汤，让孩子每天喝上一碗，连续喝上几天就好了。

乌梅15个，浮小麦30克，红枣10个。

## 制作方法

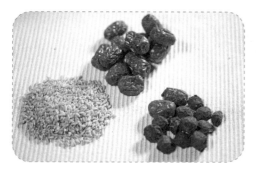

1.将乌梅、浮小麦、红枣洗净备用。

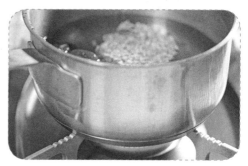

2.在锅中加入2小碗水，放入乌梅、红枣、浮小麦。

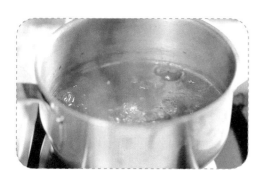

3.大火煮开后换成小火，再煎20分钟左右即可。

每次喝一碗，连续喝上几天，多汗的症状就会得到缓解。

## 功效点评

　　乌梅敛肺生津，对虚热烦渴效果特别好。浮小麦入心经，除热止汗，专治自汗盗汗，还有补心、止烦、除热、利小便的作用。红枣被称为百果之王，温中补气，养血生津。整个方子清中有补，对治疗小孩子手脚心热、阴虚盗汗效果特别好。（此方由全国名老中医、河南中医药大学第一附属医院国医堂郑启仲教授提供。）

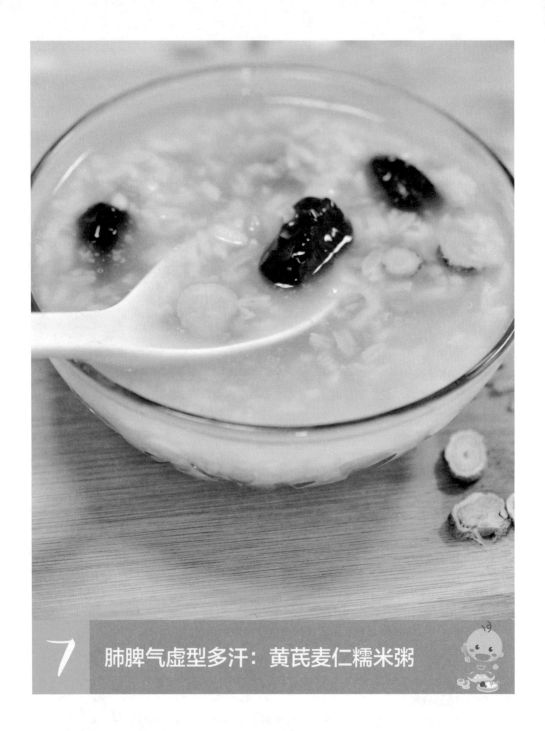

**7** 肺脾气虚型多汗：黄芪麦仁糯米粥

还有些孩子手足心多汗，白天特别爱出汗，有些甚至稍一活动就出汗，甚至有些孩子坐着不动也会出汗。这类多汗多跟肺脾气虚有关，大多还会伴有身体没劲儿、气短、怕冷等症状。

这种情况下有个食疗方非常适用，就是黄芪麦仁糯米粥。

## 准备材料

小麦仁60克，黄芪15克，大枣10枚，糯米30克。

## 制作方法

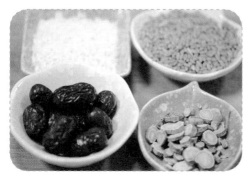

1.把小麦仁、黄芪、大枣、糯米洗净备用。

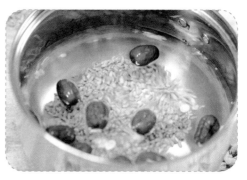

2.在锅中加入适量凉水，放入小麦仁、黄芪、大枣和糯米。

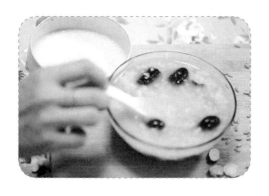

3.大火烧开后换成小火熬粥，至米烂即可食用。可加入白糖调味。

## 功效点评

小麦仁有益气、除热、止汗的作用。糯米能温暖脾胃，补益中气。对脾胃虚弱、食欲不佳、腹胀腹泻有一定缓解作用。另外，它还有收涩的作用，对尿频、自汗有较好的食疗效果。黄芪在这里的作用主要是补气固表，古人说它是"补肺健脾，实卫敛汗，祛风运毒之药也"。（此方由全国名老中医、河南中医药大学第一附属医院国医堂郑启仲教授提供。）

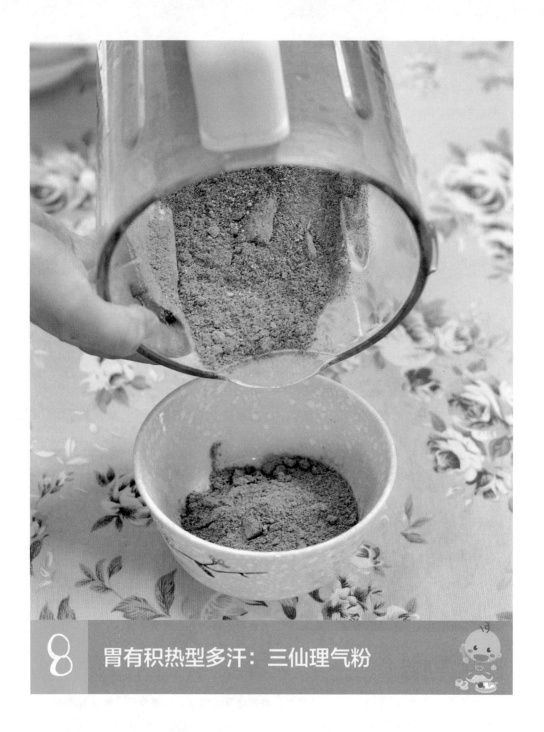

**8** 胃有积热型多汗：三仙理气粉

孩子手足心多汗，伴随口有异味，腹胀、手足心热，多属于脾胃积热。宝妈可以试试"三仙理气粉"。

焦麦芽150克，焦神曲150克，焦山楂150克，鸡内金100克，陈皮100克，连翘100克。

**制作方法**

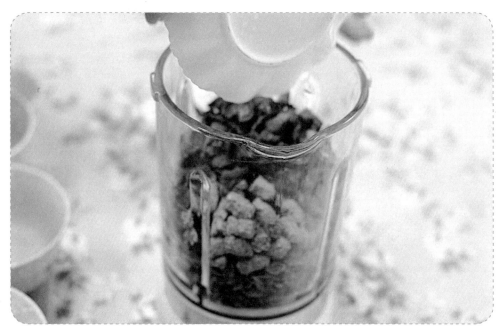

将上药研末，分成30份，每日1份，水冲服即可。

**功效点评**

焦麦芽、焦神曲、焦山楂合称"焦三仙"，由于它们健脾理气、消积导滞效果特别好，因此古代医家形象地称他们是三位消积健脾的神仙，合称"焦三仙"。鸡内金同样有消食的作用，但是它还有治疗盗汗的功效。陈皮偏于理气，连翘在这里可以清孩子体内之热。每天早中晚给孩子冲服就可以了。（此方由河南中医药大学第一附属医院儿科主任医师郑宏博士提供。）

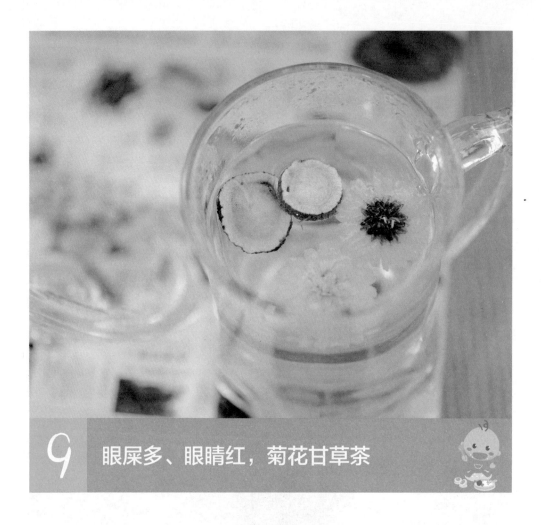

## 9 眼屎多、眼睛红，菊花甘草茶

很多妈妈反映，说经常会碰到孩子眼屎多的情况。一觉睡起来，眼屎都把眼睛给糊住了。白天也会出眼屎，这边刚用纸巾擦掉，没一小会儿，眼角的眼屎就聚成小堆了。另外，孩子还脾气大，性子急躁，这是怎么回事？

这其实是宝宝上火了，上的是肝火。中医说"肝开窍于目"，所以有肝火了，首先就会从眼睛上显示出来。提醒各位家长，这时候如果妈妈不及时处理，眼屎把眼睛糊住，孩子不舒服，就会不自觉地用脏手揉眼睛，这就有可能诱发急性结膜炎等疾病。

孩子长眼屎，主要跟肝火有关，中医讲"肝开窍于目"，所以家长可以到药店买来菊花和甘草，取菊花 2 朵、甘草 2 片，给孩子泡水喝。

这个方子里，菊花清肝明目，功效自不必多说。甘草本身也有清热解毒的作用，另外，它既散表寒，又补中益气，清中有补。

特别小的婴儿，可以喝二三十毫升，稍大一点的，可以喝到 50 毫升左右，再大一些的，可以喝到 100 毫升。

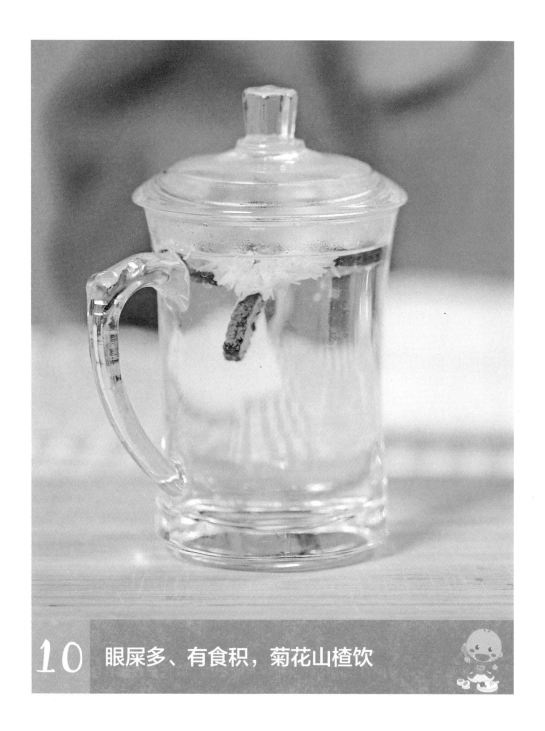

**10** 眼屎多、有食积，菊花山楂饮

有些孩子除了有眼屎，还伴有食积，比如肚子胀、嘴巴臭、大便干等等，这类孩子可以取菊花2朵、山楂3片泡水喝，清泻肝火，还可以消食导滞。

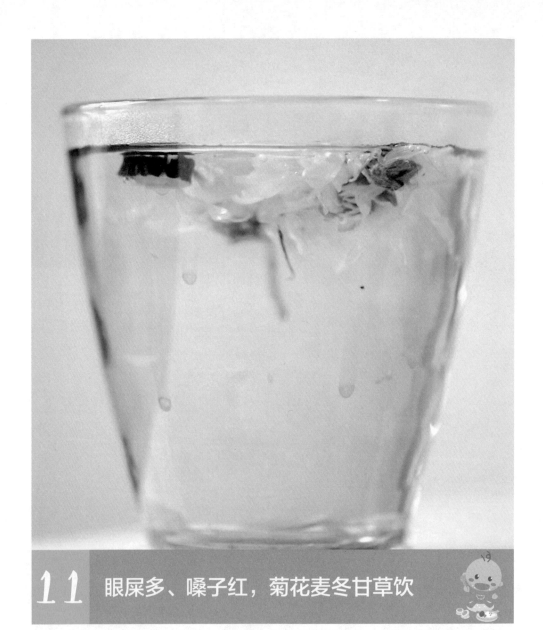

**11** 眼屎多、嗓子红，菊花麦冬甘草饮

有些孩子除了眼屎多、眼睛红，还伴有嗓子红。在这里提醒各位家长，如果你家孩子有扁桃体肿大，或者经常扁桃体发炎的话，那就要注意了，因为扁桃体发炎常常会导致小儿发烧，所以，一定要提前预防一下。

这时候可以取菊花2朵、麦冬3根、甘草2片泡水，方中的麦冬有养阴、润肺、生津的作用，对于嗓子红肿有一定的缓解作用。

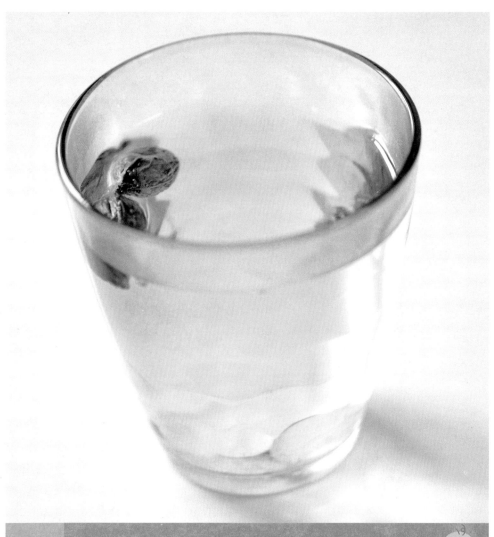

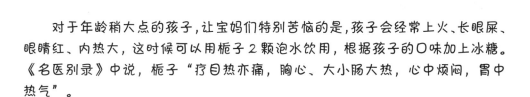

## 12 长期上火，栀子冰糖饮

　　对于年龄稍大点的孩子，让宝妈们特别苦恼的是，孩子会经常上火、长眼屎、眼睛红、内热大，这时候可以用栀子2颗泡水饮用，根据孩子的口味加上冰糖。《名医别录》中说，栀子"疗目热亦痛，胸心、大小肠大热，心中烦闷，胃中热气"。

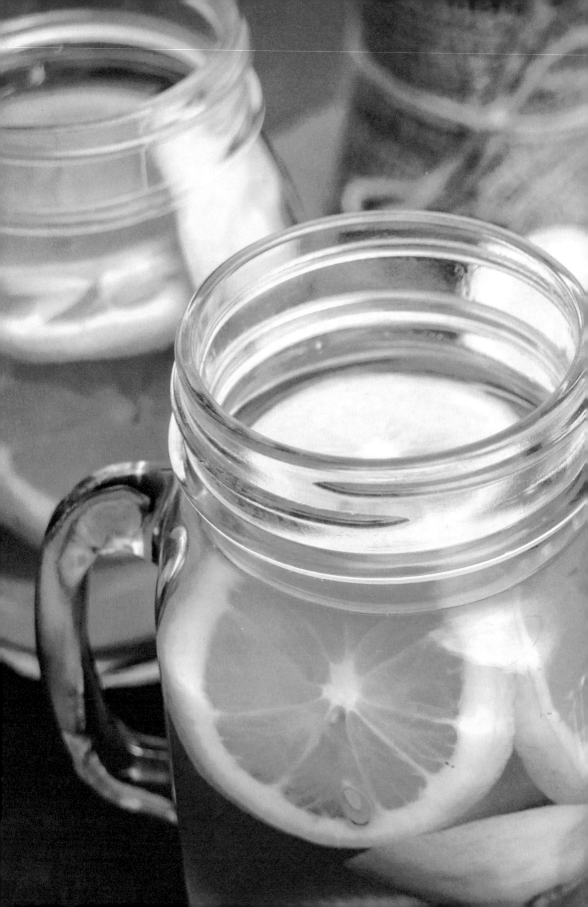

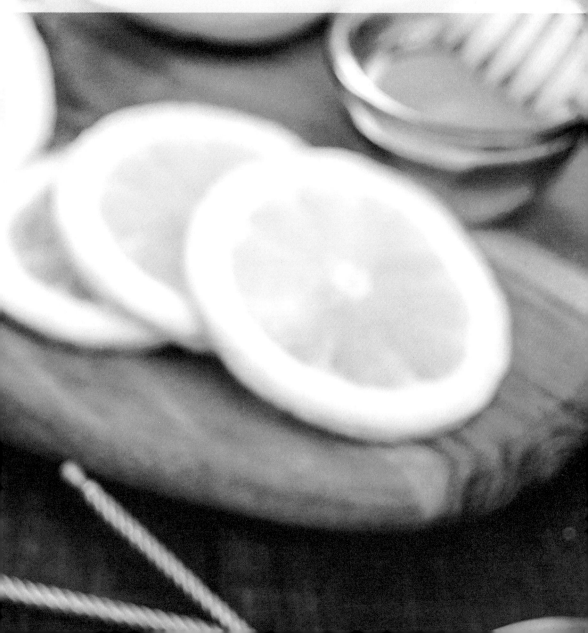

# 第五篇

# 小儿生长发育有验方

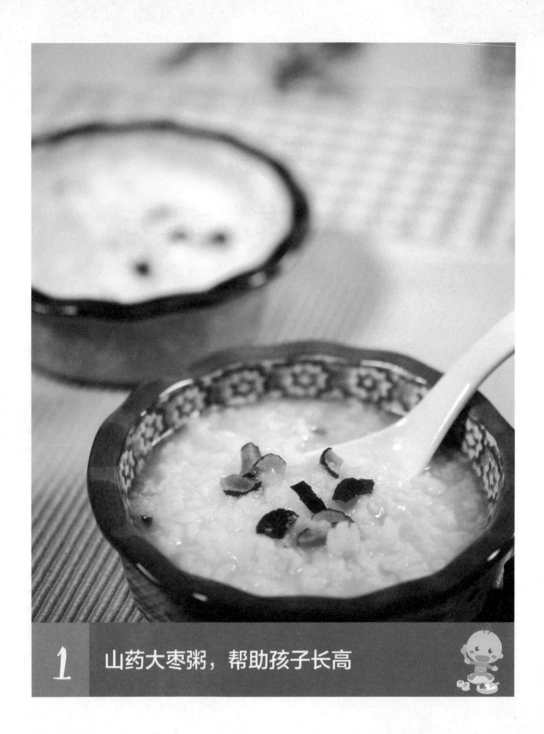

**1** 山药大枣粥，帮助孩子长高

　　孩子长身体的时候，对食物的营养需求高，有的孩子胃强脾弱，吃得多但是消化吸收不好，所以光吃不长个儿，宝妈们就很焦急，询问吃什么好。在这里给大家推荐一道山药大枣粥，简单易做，还可以当饭吃，孩子经常吃，身体棒！

## 准备材料

大米150克，山药20克，大枣10克。

## 制作方法

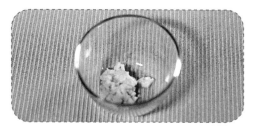

1.把山药洗净，去皮，切碎备用。

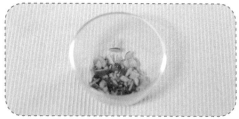

2.大枣洗净。

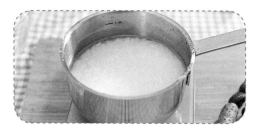

3.把大米洗干净，放入锅中，加水后煮粥。

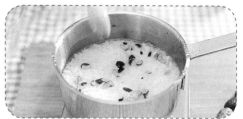

4.待粥煮熟后，放入红枣和山药，再用小火煮15分钟即可。

## 功效点评

　　山药大枣粥日常食用均可，不用讲究摄入量，能够强胃健脾，促进宝宝消化吸收。老人吃还能治疗消化不良、夜尿多等症。

　　山药含有皂甙、黏液质、胆碱、淀粉、糖类、蛋白质和氨基酸、维生素🐭等营养成分以及多种微量元素，含量丰富，具有滋补作用，为病后康复食补之佳品。食用山药还能增加人体🐭淋巴细胞的活性，增强孩子的免疫力。

　　枣含有维生素🐭，维生素🐭，维生素🐭，维生素🐭，生物素，胡萝卜素，磷、钾、镁等矿物质，叶酸，泛酸，烟酸等。它有提高人体免疫力、防治骨质疏松和贫血、软化血管、安心宁神等作用。青少年、婴幼儿正处在生长发育高峰期，对微量元素及维生素都有很高的需求，食用枣类食品有很好的食疗效果，病后体虚的人食用枣类也有很好的滋补作用。这道粥气血双补，既可以调补五脏还有行气的功效，孩子可以常吃。

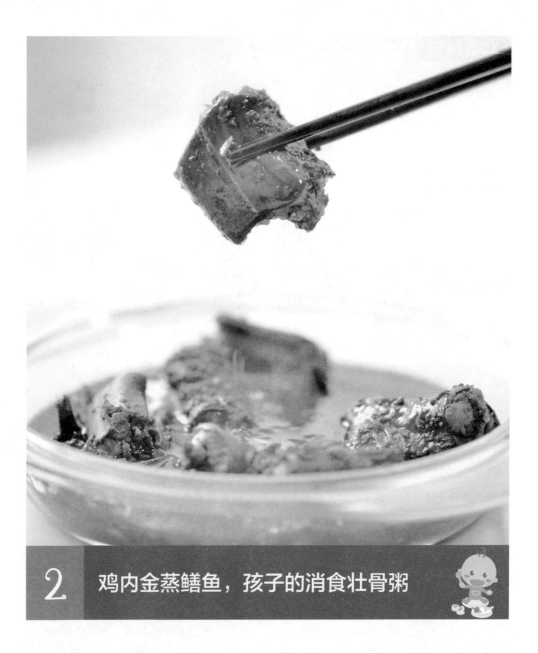

## 2 鸡内金蒸鳝鱼，孩子的消食壮骨粥

宝妈们对鸡内金都不陌生，在日常生活里都能接触到，其实鸡内金不仅是餐桌上的食物，还是一道中药材呢，能健脾胃，消积食，专治孩子的消化不良。宝宝不爱吃饭、面黄肌瘦、肚胀等都可以吃鸡内金蒸鳝鱼，可以增强宝宝的抵抗力，强壮筋骨，让宝宝茁壮成长。

鸡内金10克，100克左右的黄鳝2条，其他调味料适量。

**制作方法**

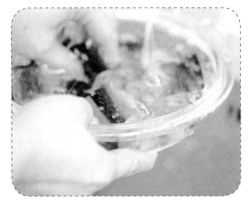

1.把黄鳝杀死，去除内脏，洗净，切成段。

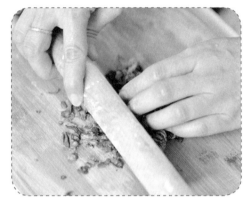

2.把鸡内金碾碎或者打成粉。

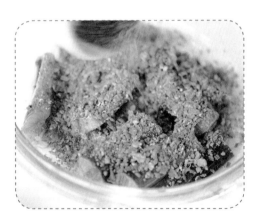

3.把黄鳝和鸡内金一起放在盘中。

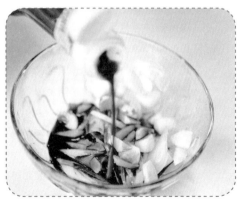

4.宝妈们根据孩子的口味，用盐、葱、姜、蒜等调汁。

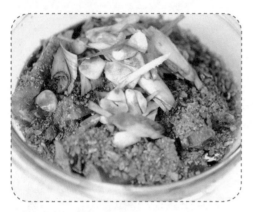

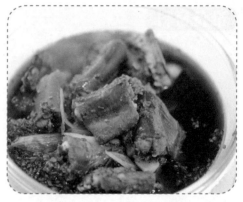

5.把调料汁浇到黄鳝上。　　　　　　6.把盘子放在蒸锅上，蒸熟即可。

　　一道美味的鸡内金蒸黄鳝就做好了，整道菜健脾消积、补气养血、强健筋骨，孩子吃了特别好。

**功效点评**

　　鸡内金味甘性平，入脾、胃、膀胱经，可以健胃消食、化积排石。现代药理学研究也证实，鸡内金主要含有胃激素、角蛋白、氨基酸等成分，有增加胃液分泌量和胃肠消化能力，加快胃的排空速率等作用。

　　黄鳝所含的特种物质"鳝鱼素"，有补中益血、治虚损的效果。鳝鱼中含有丰富的**DHA**和卵磷脂，它是构成人体各器官组织细胞膜的主要成分，而且是脑细胞不可缺少的营养。研究表明，经常摄取卵磷脂，记忆力可以提高20%。故食用鳝鱼肉有补脑健身的功效。

　　鸡内金蒸鳝鱼消积健脾、强健筋骨，小孩子吃了身体倍儿棒！

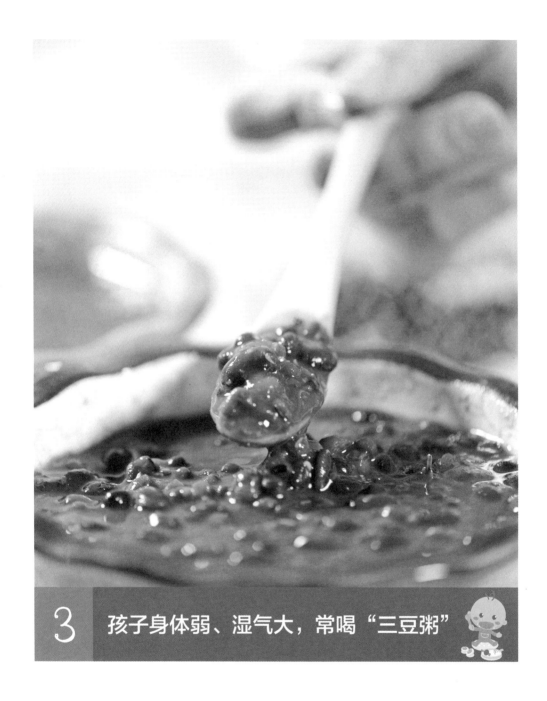

## 3 孩子身体弱、湿气大，常喝"三豆粥"

　　脾胃是后天之本，饮食是后天之本的原动力。孩子不好好吃饭，营养吸收不够，就会免疫力差，经常生病，就会不长个儿，不长体重，怎么办呢？不妨做道三豆粥吧！

## 准备材料

等量的绿豆、红豆、黑豆。

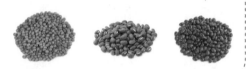

## 制作方法

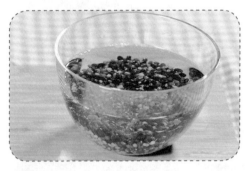

1. 把三种豆子淘洗干净，在水中浸泡半小时。

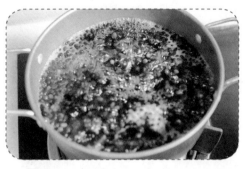

2. 在锅中加入适量凉水，倒入三种豆子，大火烧开后换成小火。

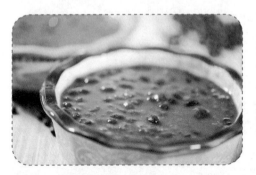

3. 煮40分钟左右，豆子开花即可食用。

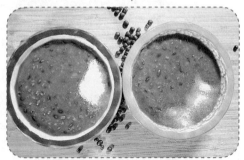

4. 给孩子喝的时候稍加点白糖，味道香香甜甜有嚼头。

## 功效点评

这道粥里，黑豆高蛋白、低热量，微量元素含量特别丰富。绿豆中的蛋白质比鸡肉多，钙是鸡肉的7倍，铁是鸡肉的4～5倍，并有丰富的维生素Ｂ₁、Ｂ₂族维生素、胡萝卜素等。红豆的主要功效是清热利湿。黑豆补肾益精，绿豆清热解毒，红豆清热利湿。用三种豆煮粥喝，实为补肾、强体、利湿、清热、调补身体的佳品。

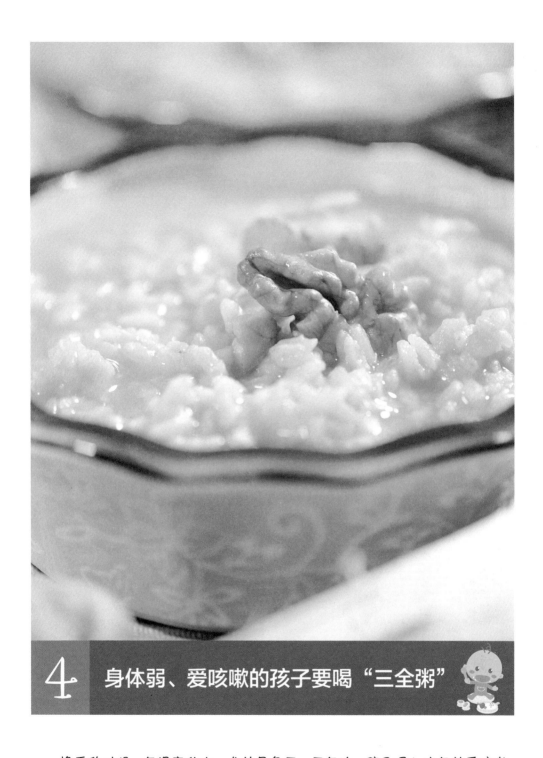

## 4 身体弱、爱咳嗽的孩子要喝"三全粥"

　　换季的时候，气温变化大，尤其是冬天，天气冷，孩子吸入凉气就爱咳嗽，有的一咳嗽就是大半个月，身体虚弱，家长很是担心。这里给大家推荐一道三全粥，因为营养全面，故得此名。下面来看看具体的制作方法吧！

甘蔗2节，核桃2个，山药50克，大米50克。

**制作方法**

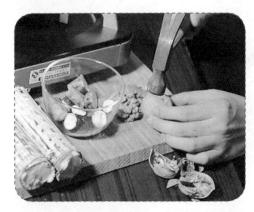

1.核桃剥开，取出核桃仁。

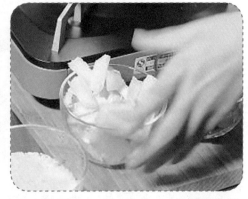

2.把甘蔗劈开，切成小节。

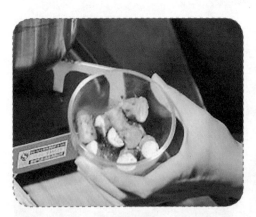

3.把山药洗干净，切成小块，不用削皮。

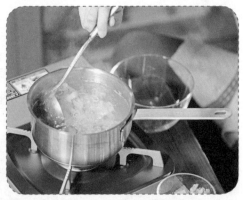

4.在锅中加入适量清水，放入甘蔗，开大火煮沸后换成小火再煮15分钟。

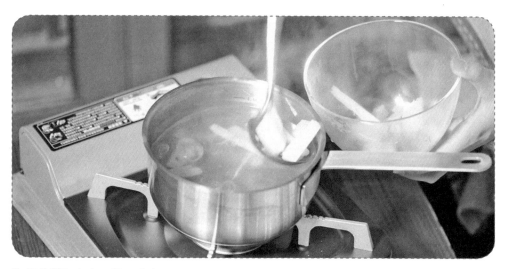

5.把甘蔗取出来，留下汤汁。

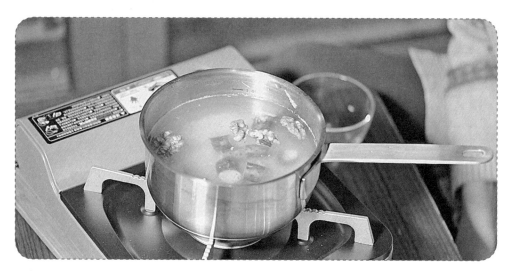

6.加入大米、山药、核桃熬粥，待粥熟透即可食用。

## 功效点评

　　甘蔗入肺、胃二经，具有清肺热、生津止咳、理气助消化、润肠化燥的特殊功效，本身就可以止咳。山药健脾、补肺、补肾，又是平补。核桃止咳祛痰，温补肾阳。它们三个配合那可称得上是相得益彰，强健脾胃的同时，还可补肾，对于冬天体虚咳嗽的宝宝有很好的作用。除此之外，甘蔗还含有丰富的铁元素，所以也被称为"补血果"，孩子如果贫血，也可以喝三全粥。

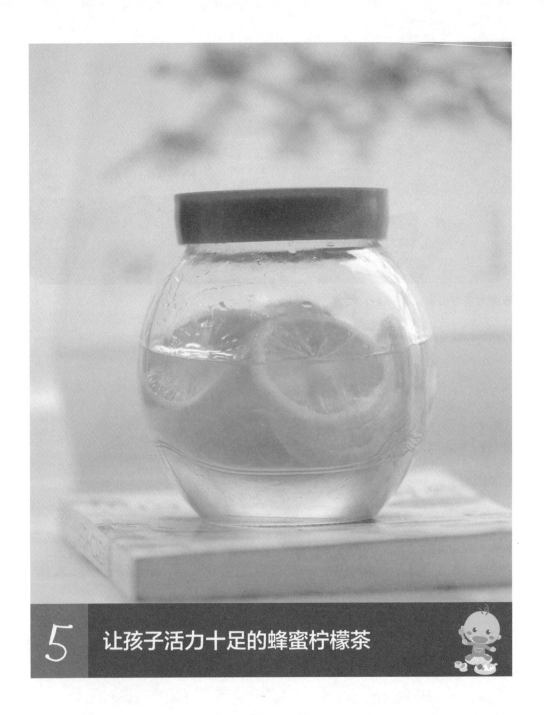

**5** 让孩子活力十足的蜂蜜柠檬茶

我们经常带孩子出去玩，但是，你知道孩子大汗淋漓、需要补充营养的时候喝点什么比较好吗？给宝妈们推荐蜂蜜柠檬茶，可以让孩子很快活力十足。

蜂蜜适量，新鲜柠檬3个。

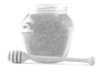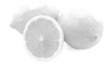

**制作方法**

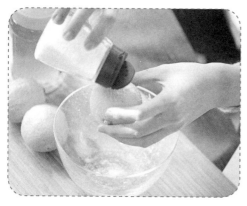

1.把柠檬清洗干净，用盐在柠檬表面搓洗3分钟，用清水冲洗，用干净的布擦干柠檬表面的水分。

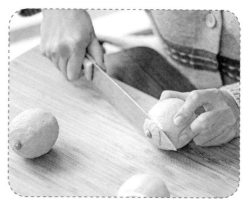

2.去除柠檬蒂，把柠檬切成厚度均匀的薄片。

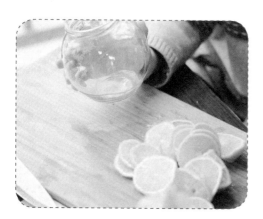

3.把玻璃瓶用热水煮过后自然风干，以杀灭细菌，且保证瓶内没有水分。

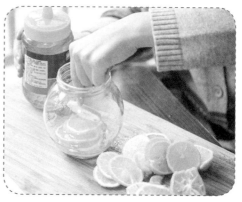

4.把最大的柠檬片放入玻璃瓶底，加入蜂蜜，以没过柠檬片为宜。

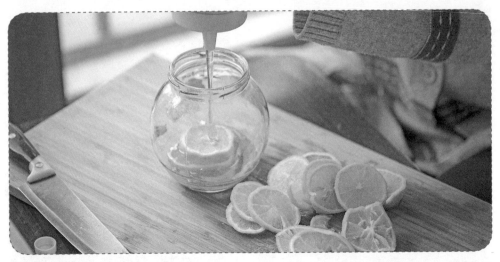

5.重复上面的过程，把全部柠檬片放进去之后，加蜂蜜封顶。注意，这里没有写蜂蜜用量的原因在于大家准备的瓶子大小不同，使用的蜂蜜量也不同，蜂蜜淹没柠檬即可。盖上瓶盖，拧紧。

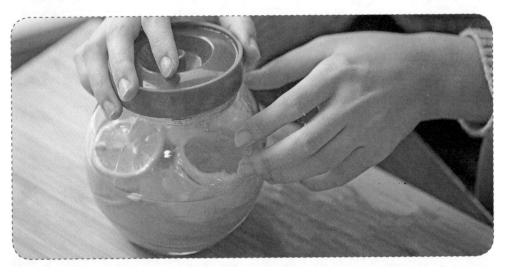

6.放入冰箱冷藏保存。使用时先把孩子的水杯加满水，放置到40℃左右，取出一片柠檬加入水杯中，孩子外出的时候带上即可。

### 功效点评

　　柠檬是世界上最有药用价值的水果之一，它富含维生素 🐭、维生素 🐭1、维生素 🐭2、糖类、钙、磷、铁等多种营养成分，对人体十分有益。中医认为，柠檬具有生津、止渴、祛暑等功效。柠檬也能祛痰，且祛痰功效比橙和橘还要强。所以，孩子外出玩耍、感冒的时候，都可以用它来当饮料。

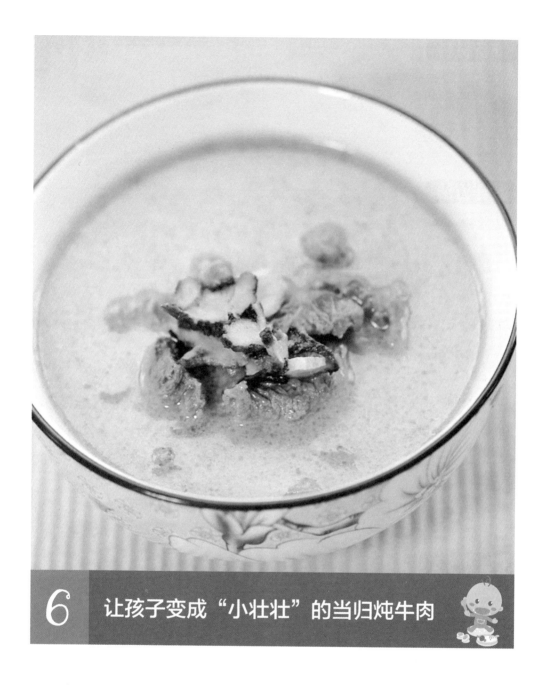

**6** 让孩子变成"小壮壮"的当归炖牛肉

孩子从婴幼儿一直到青少年时期，生长发育都非常迅速。从出生到1岁，身长要长到原来的1.5倍。比如，出生时身长是50厘米，到1岁的时候就会长到75厘米左右。1岁到2岁，会再长10～15厘米。此后直到青春期，每年还会长5～7厘米。所以，孩子对营养的需求非常旺盛。小孩子也大都非常"馋"，爱吃肉。给各位宝妈推荐一道"硬菜"吧——当归炖牛肉，它能够补益气血，强筋健骨，有利于增强孩子的抵抗力，可以在家经常做给孩子吃。

当归10克，牛肉250克。

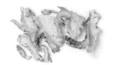

**制作方法**

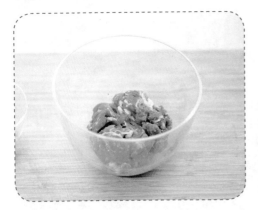

1.把牛肉切成薄片。

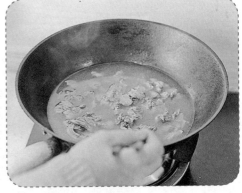

2.把牛肉用热水焯过备用。

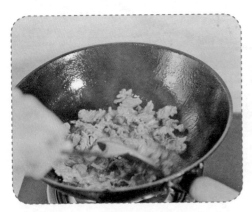

3.在炒锅中加入适量植物油，放入牛肉，翻炒。

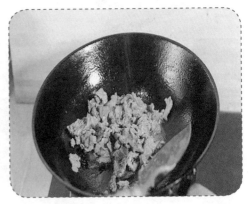

4.牛肉的香味炒出以后，加盐。

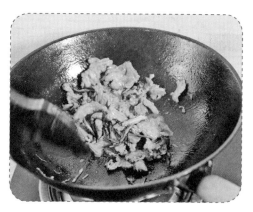

5.放入当归。

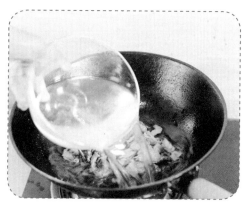

6.小火焖一会儿之后,加入清水。

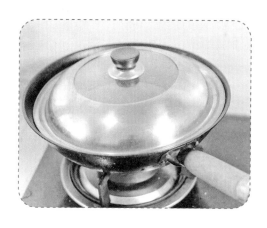

7.大火烧至沸腾后,换成小火焖半个小时即可。

**功效点评**

　　牛肉蛋白质含量高,而脂肪含量低,味道鲜美,具有补脾胃、益气血、强筋骨的作用。当归可以补气养血,所以整个方子有补益气血的作用。小孩子长个儿的时候,可以经常做给孩子吃。

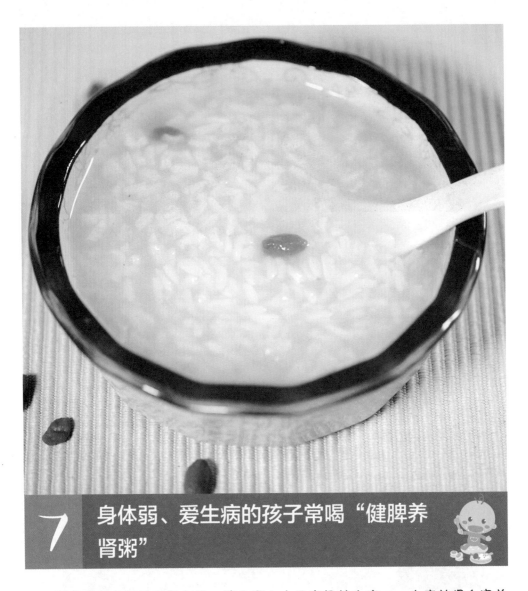

## 7 身体弱、爱生病的孩子常喝"健脾养肾粥"

经常有很多宝妈们留言说，孩子隔上十天半月就生病，一生病就得全家总动员，上医院去看病。事实上确实如此。有些孩子身体弱，跟经常生病有关。小孩子生病，大多是感冒、发烧、肺炎、支气管炎等呼吸系统疾病。

孩子生病的时候，常常需要抗生素治疗。抗生素是把双刃剑，在治疗疾病、杀灭对身体有害细菌的同时，对身体有益的细菌也会被杀死。所以这类孩子经常生病，身体当然会越来越弱。

还有些孩子身体弱，跟饮食有关。家长在给孩子添加辅食、日常饮食的过程中不注意，导致孩子脾胃虚弱，时间久了，孩子不爱吃饭，营养补充不充分，就会身体瘦弱、个子小、大便或干或稀、爱生病。对于身体弱、爱生病的孩子，家长可以经常给孩子熬健脾养肾粥喝。

## 准备材料

白术6克，枸杞8克，粳米50克。

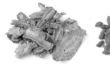

## 制作方法

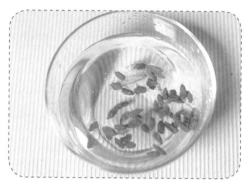

1. 将白术、枸杞用清水浸泡洗净。

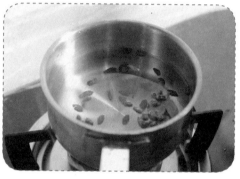

2. 将洗净的白术、枸杞放入锅中，加入2碗水，大火烧开后换成小火，再煎上20分钟。

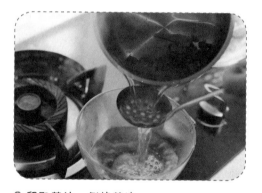

3. 留取药汁，倒掉药渣。

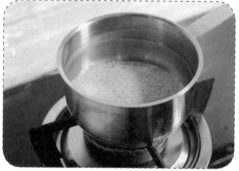

4. 在药汁中加入粳米，熬成米粥即可食用。

### 功效点评

白术归脾、胃经，有健脾益气、燥湿利水的作用，当孩子出现脾虚食少、腹胀泄泻、痰湿犯体的时候，中医医生经常会用到它。枸杞有补虚益精、滋肾润肺的作用。整个方子既可健脾又可滋养肾阴，因此有"健脾养肾粥"的美誉。

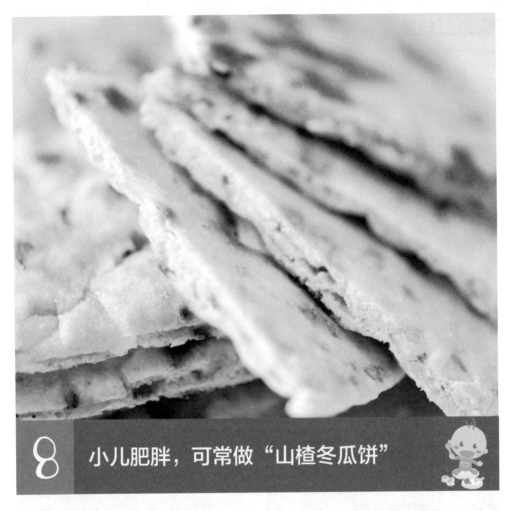

## 8 小儿肥胖，可常做"山楂冬瓜饼"

当父母的，都希望孩子吃得胖乎乎的。小孩子胖胖的，看着也非常招人喜爱。甚至有很多家长错误地认为，孩子吃得胖胖的是健康的标志。其实，这种想法大错特错。小儿肥胖的危害非常大。

肥胖儿会经常感觉疲困乏力，贪睡，贪吃，不愿活动，这都为将来患上高脂血症、脂肪肝、高血压、糖尿病等埋下了伏笔。有些孩子还会出现性发育障碍、性早熟等，还有可能影响到将来的生育功能。

如果孩子过度肥胖，还会影响到呼吸功能，导致大脑处于一种缺氧的状态，进而影响到学习及智力发育。孩子学习差、运动能力差，还容易受到同龄小孩子的嘲笑，进而影响到孩子的心理发育。

肥胖的孩子，家长一方面可以让孩子适当地控制饮食，少吃肉、蛋、奶等肥甘厚腻的食物；另一方面，要增加孩子的运动。中医认为，肥胖多跟脾胃运化水湿的能力变差有关。有一个食疗方叫山楂冬瓜饼，有消积、利湿、健脾的作用，宝妈们不妨常做给孩子吃。

面粉500克，冬瓜250克，鲜山楂150克，鸡蛋5枚，蜂蜜、酵母适量。

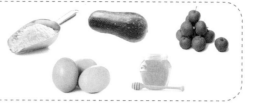

**制作方法**

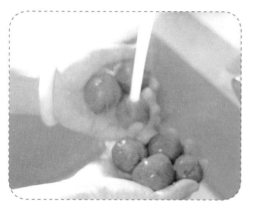

1.把鲜山楂洗净，去核。

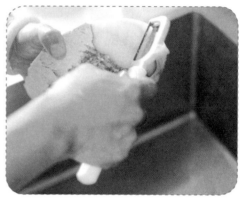

2.冬瓜削皮。

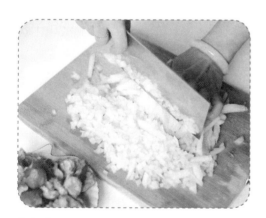

3.把冬瓜和山楂分别剁成泥。

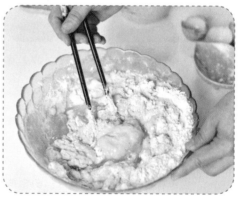

4.盆内放适量温水，放入酵母搅开，放入鸡蛋、蜂蜜、面粉，搅成软软的面团，发酵待用。

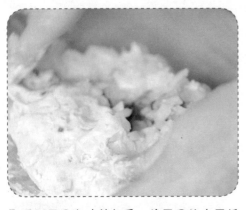

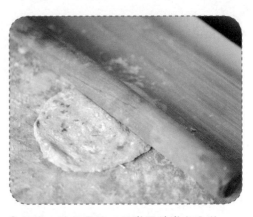

5.看到面团发酵鼓起后，将面团放在面板上，加入山楂、冬瓜泥揉匀。

6.取出一块儿面团，用擀面杖擀成圆饼。

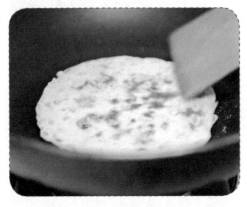

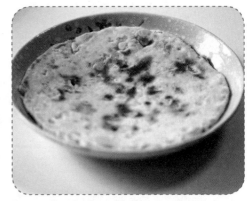

7.平底锅中加入食用油，加热，放入圆饼，翻上两三遍。

8.一张金黄诱人的山楂冬瓜饼就做好了，放入盘中放凉即可让孩子食用。

## 功效点评

　　山楂有消食健胃、行气散瘀的作用，尤其是消肉食效果非常好。肥胖的孩子大多爱吃肥甘厚腻，所以这里用山楂来消食。冬瓜利尿、消肿、化痰、祛湿，中医常说，胖人多痰多湿，因此这里用冬瓜。用山楂和冬瓜做成饼让孩子吃，口感好，孩子不知不觉就会瘦下来。

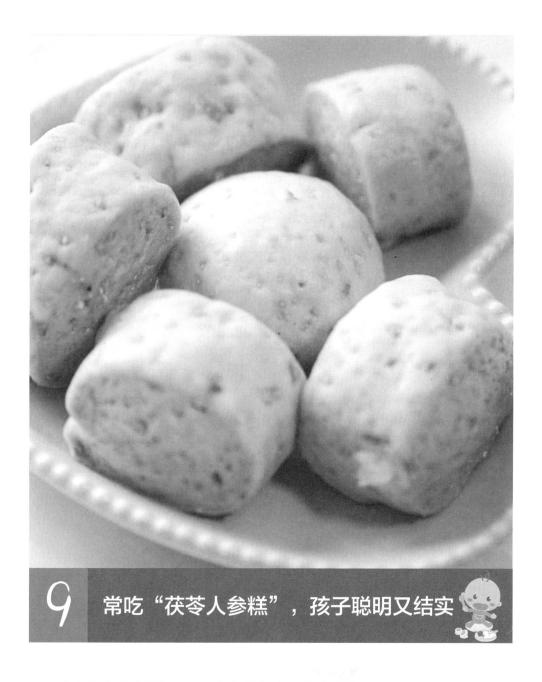

# 9 常吃"茯苓人参糕"，孩子聪明又结实

孩子是父母的希望，家长们都希望自己的孩子聪明伶俐，学习成绩好。给家长们推荐一道既可以益智，又可以强健身体的药方吧。

白茯苓10克，人参2克，面粉100克，精盐、水、酵母适量。

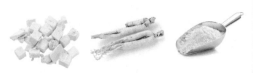

**制作方法**

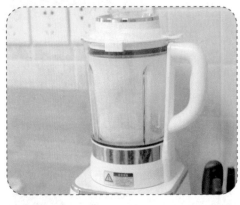

1.把白茯苓、人参打成粉。

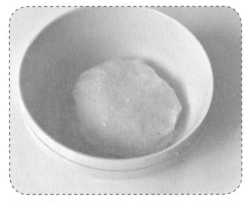

2.把面粉加水，再加入酵母，和成软面团进行发酵。

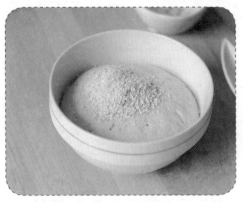

3.待面团发酵后，加入白茯苓、人参打成的粉，再加入精盐，揉和均匀。

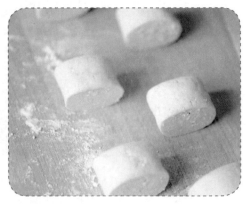

4.做成馒头状的小团。

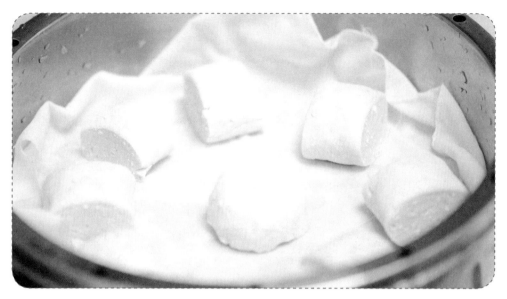

5. 上笼蒸熟即可。当然，有的宝妈们手比较巧的话，还可以做成花卷，或者做成小动物的形状，孩子就更喜欢了。

## 功效点评

　　这个方子里，白茯苓是松树根下生长的一种菌类，《史记·龟策传》中把茯苓又叫作"伏灵""伏神"，说它"盖松之神灵之气，伏结而成，故谓之伏灵、伏神也"。中医认为茯苓性味甘淡平，入心、肺、脾经，具有渗湿利水、健脾和胃、宁心安神的功效。

　　人参是一味名贵中药，在很早的医书《神农本草经》中就认为，人参有"补五脏、安精神、定魂魄、止惊悸、除邪气、明目开心益智"的功效。所以，茯苓人参糕有补益五脏、养心益智、强健身体的作用。

　　这个糕非常好，但是宝妈们要注意，刚开始的时候孩子要少吃一点，因为这个糕有温补的效果，有些孩子吃多了容易燥热、流鼻血等。如果孩子吃完没有什么不适，可以适当多吃。

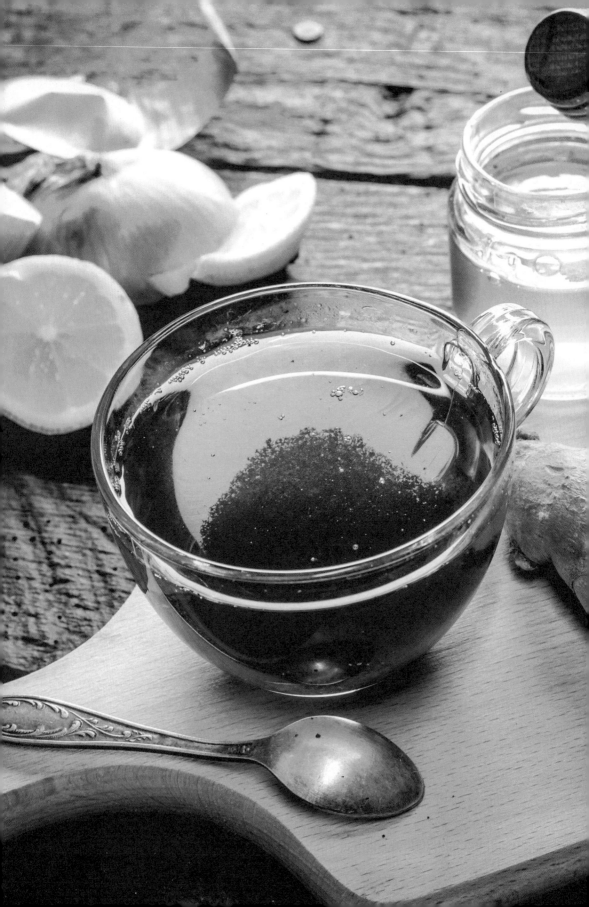

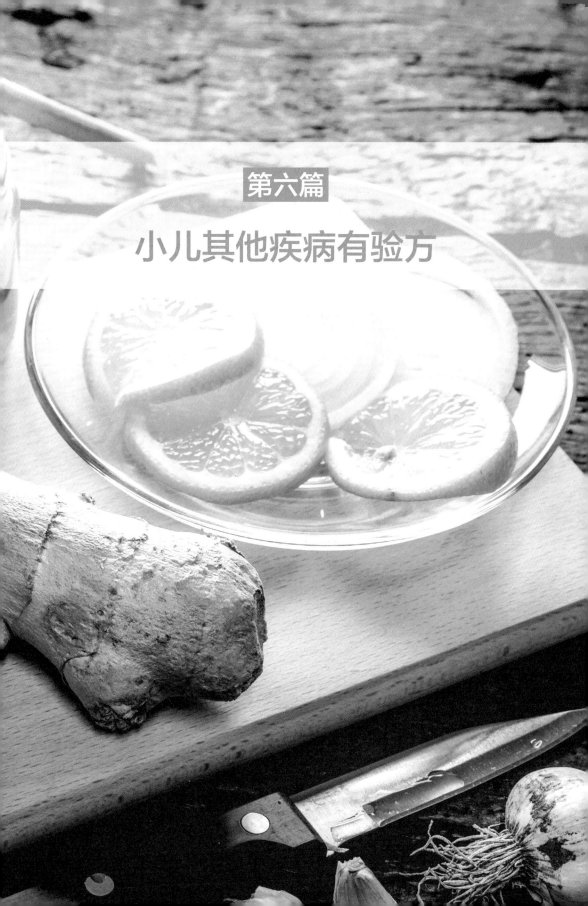

第六篇

小儿其他疾病有验方

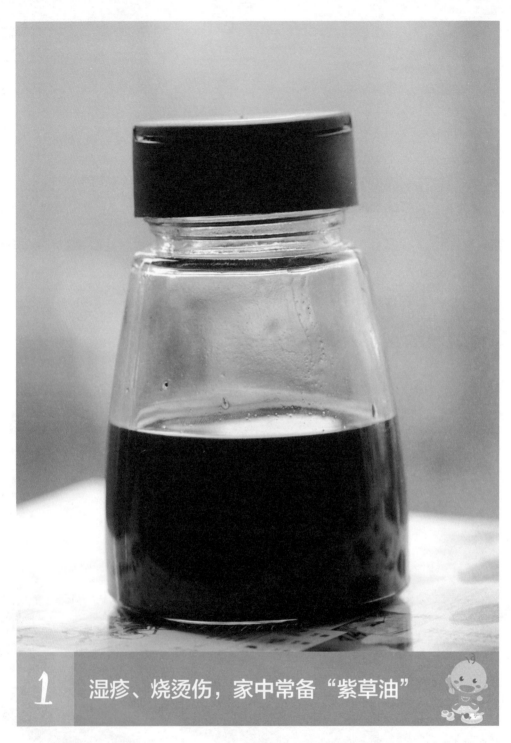

# 1 湿疹、烧烫伤，家中常备"紫草油"

小儿湿疹、尿布疹、便秘、轻微烧烫伤、蚊虫叮咬都是很常见的疾病，遇到这种情况，妈妈可别慌了手脚，家里备一瓶"神奇万用紫草油"，一抹就好！

## 准备材料

紫草2克，香油100毫升，100毫升玻璃容器一个（洗净晾干备用）。

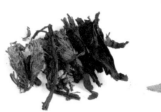
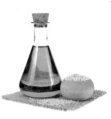

## 制作方法

紫草油常见的制作方法有两种，一种是泡制，一种是煎制。

### 一、泡制法

泡制法比较简单，但是用时较长。把香油倒入玻璃瓶中，加入紫草，密封15天就可以用了。

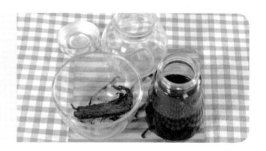

### 二、煎制法

煎制法稍麻烦一点，但是24小时后就可以用了，而且效果要好一些。这里咱们主要讲讲煎制法。

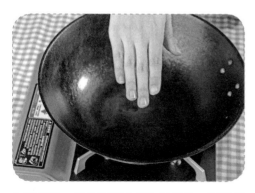

1.锅烧热，手放在锅上约10厘米处，感觉到热热的就可以了。

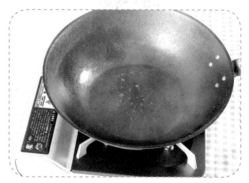

2.倒入香油，加热到沸腾。有些香油熬制的时候会出现白色泡沫，可以把它清理掉。

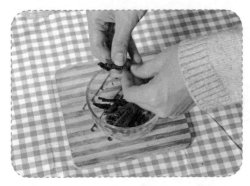

3.关火，把紫草倒入油锅中，注意避免香油外溅引起烫伤。

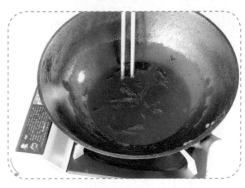

4.轻轻搅拌，是不是看起来颜色好像酸甜可口的草莓汁？

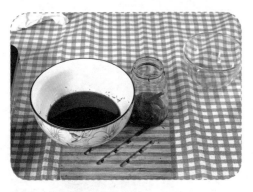

5.倒入盆中或者碗中冷却。

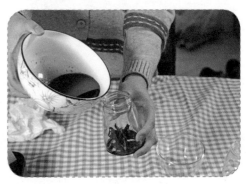

6.因为是"紫"草嘛，所以药汁会慢慢地变成紫色。

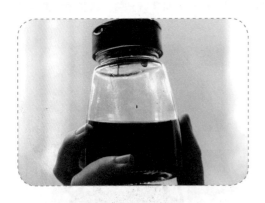

7.冷却后装入提前准备好的玻璃容器中，一道"神奇万用紫草油"就做好了。

## 功效点评

　　紫草甘寒，有凉血解毒、医疮之功效，能有效地促进外周血液循环，促使毒素较快排泄，还有抗菌作用。香油甘凉寒，有滋润肌肤、解毒生肌之作用。所以，宝宝湿疹、尿布疹、红屁屁、蚊虫叮咬、便秘、轻微烧烫伤都可以用。对于湿疹、尿布疹、轻微烧烫伤、蚊虫叮咬，直接用棉签或纱布，涂在患处即可。便秘，可以往宝宝肛门里挤进去一些，这样宝宝再排便就轻松多啦。告诉宝妈们个秘密，紫草油祛痘效果也非常好哦！

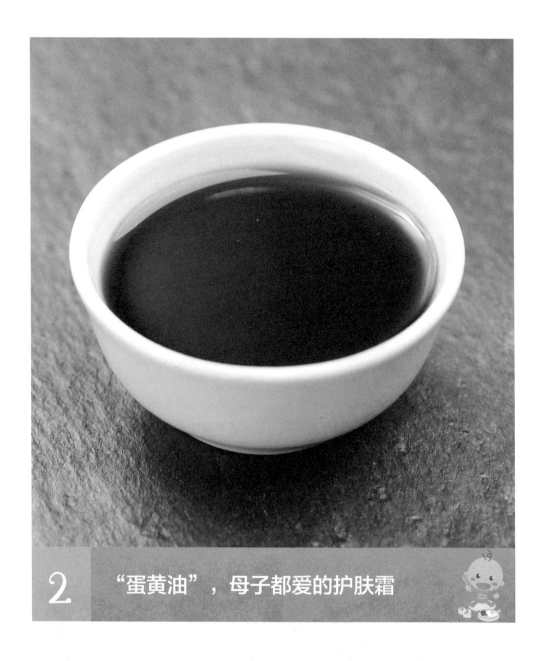

**2** "蛋黄油"，母子都爱的护肤霜

　　有很多宝妈反映，宝宝不小心被热水烫到了，用蛋黄油涂抹，效果超级不错，伤口好得非常快。宝妈们也经常下厨，烧伤、烫伤也在所难免，家里备一瓶蛋黄油，紧急时刻用得上！

## 准备材料

生鸡蛋3枚。

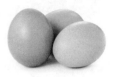

## 制作方法

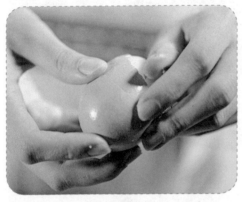

1.把鸡蛋放入水中煮熟。注意，鸡蛋要煮老一些，不能是溏心的。

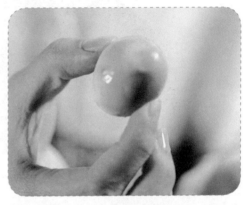

2.将煮熟后的鸡蛋剥壳，留下蛋黄备用。

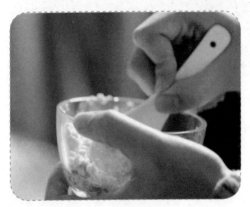

3.用勺子把蛋黄压碎，越碎越好。

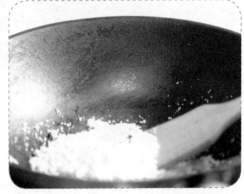

4.把碎蛋黄放入锅里，开火翻炒。注意，一定要用小火，如果火太大的话容易糊锅而且不容易出油。

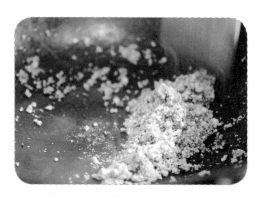

5. 蛋黄碎在翻炒的过程中会因受热而迸出，要注意避免烫伤。

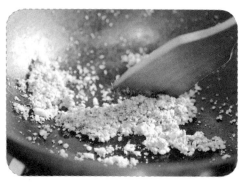

7. 看到炒锅边上有白色泡沫的时候，就意味着有蛋黄油渗出了。胜利就在前方，但是这时候一定不能忘了继续翻炒，以免糊锅。

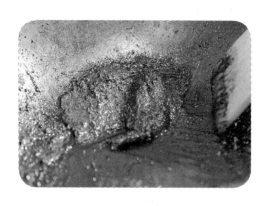

8. 炒的过程中鸡蛋黄会变黑，这时候蛋黄油也会越来越多。最后剩下油渣的时候就可以关火了，然后把蛋黄油倒出来装入小瓶备用。

## 功效点评

　　蛋黄油是从鸡蛋的蛋黄中煎取的油，又称"鸡子油""凤凰油"等，是治疗轻度烫伤的良药，《千金翼方》《急救良方》《太平圣惠方》里都有用蛋黄油治疗烫伤的记载。对小宝宝出现的烂屁股、红屁股、烧伤、烫伤、肛裂、鼻腔干燥、鼻前庭炎、口腔溃疡等都有特别好的恢复效果。另外，明代《本草纲目》中说，"鸡卵炒取油，和粉敷头疮"，所以它对治疗小儿的湿疹、尿布皮炎、头癣等都有非常好的效果。

　　有位宝妈说，自己家的小宝宝刚出生的时候，还不太会吃奶，把乳头吸裂了，真心的疼。当时听别的宝妈说蛋黄油比较好，回来赶紧熬了一瓶，抹了几次就好了。后来女儿捂得太严实，烂屁股了，也是用蛋黄油一抹，很快就好了。

　　当然，蛋黄油不仅宝宝可以用，宝妈们有乳头皲裂、皮肤干燥粗糙等，都可以使用，因为它是不添加任何化学用品的无毒化妆品！

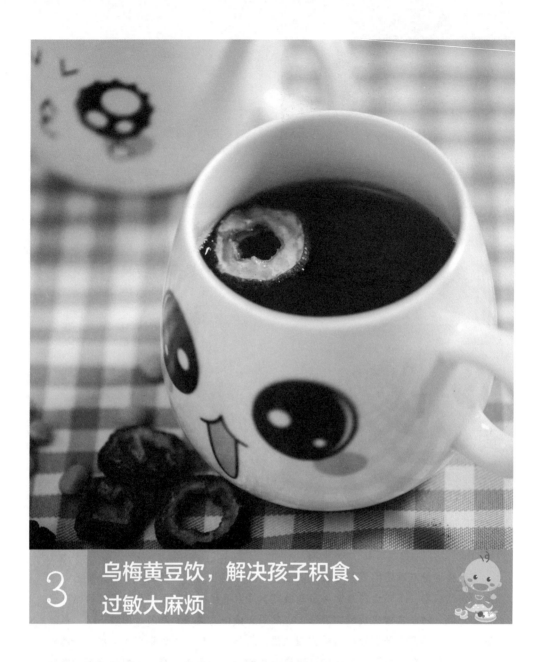

## 3 乌梅黄豆饮，解决孩子积食、过敏大麻烦

　　春季是皮肤病高发的季节，尤其是荨麻疹和湿疹，反复发作，还痒得不行，别提多难受了。不用怕，煮个乌梅黄豆饮就把问题解决啦！

　　大人也一样，气温一高，作息稍不规律，经常早上起床就发现喉咙疼，眼睛干干的，牙龈上火，又疼又肿，一摸脸上还都是小痘痘，让人很是焦躁，也可以喝乌梅黄豆饮。

4~5个乌梅，3~5片山楂片（药店买的炮制过的焦山楂），30颗黄豆，冰糖适量。

## 制作方法

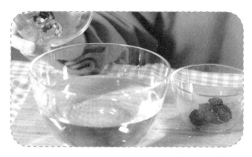

1.把黄豆、乌梅、山楂片放入清水里浸泡，半小时为宜。

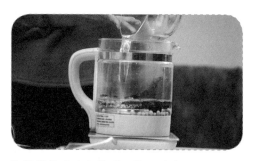

2.将浸泡的水倒掉后，换上清水。

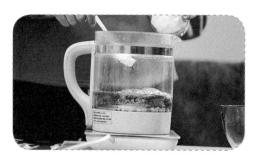

3.开火将水烧开后，把冰糖放进去，转小火，可以根据口味调整冰糖用量。

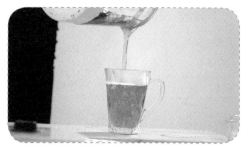

4.30分钟后关火，放凉后倒入杯中即可饮用。

## 功效点评

中医认为黄豆具有宽中下气、利大肠、消水肿毒的功效，是食疗佳品。乌梅能润肤止痒、抗过敏，对血虚风燥所致的皮肤瘙痒、瘾疹、顽癣等有很好的止痒作用。乌梅汤长期饮用，还可以爽肤祛痘，特别对过敏性皮肤有很好的改善作用！山楂大家都知道啦，消食积作用很好。

现在市场上的饮料，加入了各种各样的色素和添加剂，孩子喝多了容易诱发性早熟、骨质疏松等等，而宝妈们自己在家用乌梅、山楂、黄豆做的饮品，不仅可以抗过敏，预防荨麻疹、湿疹，消食积，还是放心饮品，何乐而不为？

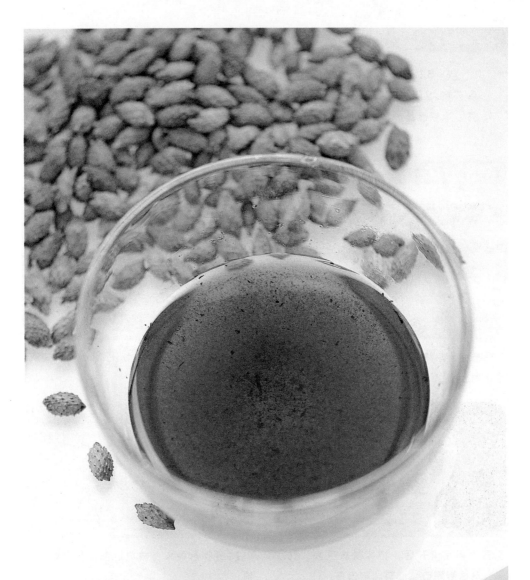

# 4 花1块钱，给孩子做治鼻炎的"苍耳子油"

有鼻炎的孩子是非常难受的，家长可能理解不了，孩子鼻子不透气，晚上睡觉睡不好，白天头脑昏昏沉沉的。有些小单方外用，对缓解鼻塞症状非常有帮助。在这里推荐苍耳子油，成本不高，效果还很好。妈妈们可以试着动手做起来！

苍耳子15克，香油50毫升。

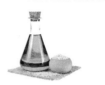

## 制作方法

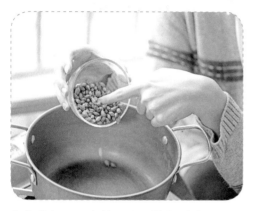

1. 在药店买50克苍耳子，花了3块多钱，其实用不了那么多，1块钱的（约15克）就够了。留下来一部分，给孩子玩，一举两得。

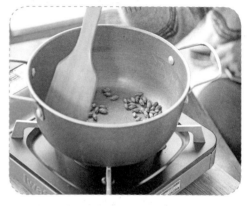

2. 准备平底锅，放入苍耳子，开小火，炒干。

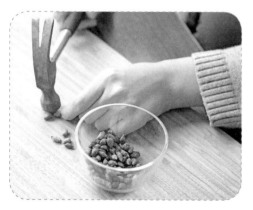

3. 把炒干后的苍耳子，用小锤子锤破。

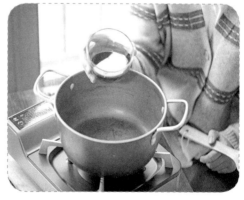

4. 在平底锅中倒入50毫升香油，待油热后，放入锤破的苍耳子。

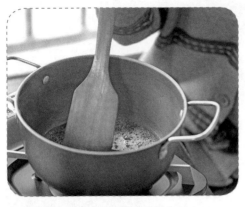

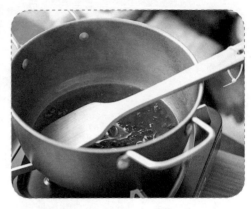

5.开小火，煎炸，用锅铲轻轻翻动。

6.一直到苍耳子颜色变黑，苍耳子油就炸好了。

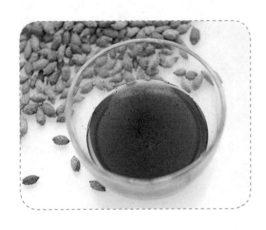

7.把苍耳子渣捞出，油放凉后，倒入小瓶子中备用。需要用的时候，用棉签蘸上苍耳子油，抹到鼻孔里就行了。

## 功效点评

苍耳子，咱们的宝妈大多不会陌生，小时候经常在上学的路上见到。苍耳子是一种宣肺药，有祛风通窍的作用，做出来的苍耳子油很多宝妈反映效果挺好。

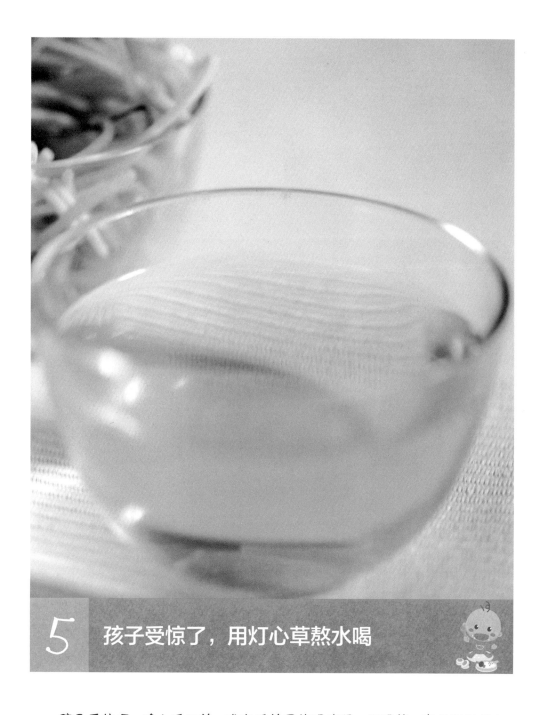

5 **孩子受惊了，用灯心草熬水喝**

　　孩子受惊吓，晚上睡不着，或者睡着了惊醒啼哭、烦躁等，家长不用担心，河南中医药大学第一附属医院儿科主任医师成淑凤说，家长可以用灯心草熬水给孩子喝，症状就会得到缓解，因为灯心草有安神清心的作用。下面就一起来看看灯心草水是怎么做出来的。

灯心草3克。

**制作方法**

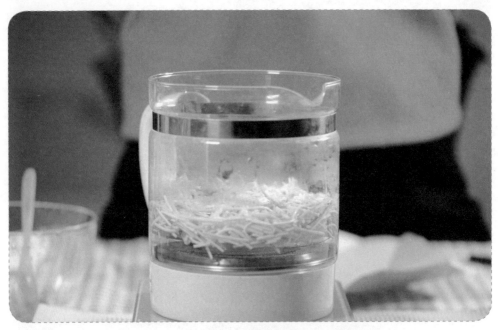

加入1小碗水，大火烧开后换成小火熬上20分钟即可。临睡前服用。

**功效点评**

灯心草味甘、淡，性微寒，归心、肺、小肠经，清心火，利小便。用于心烦失眠，尿少涩痛，口舌生疮。中医典籍《药品化义》中说灯心草"气味俱轻，轻者上浮，专入心肺；性味俱淡，淡能利窍。使上部郁热下行，从小便而出。主治咳嗽咽痛，眼赤目昏，淋闭水肿，小便不利，暑热便浊，小儿夜啼，皆清热之功也"。注意，1岁以内的孩子用1克，1岁以上的孩子可以用到3克。

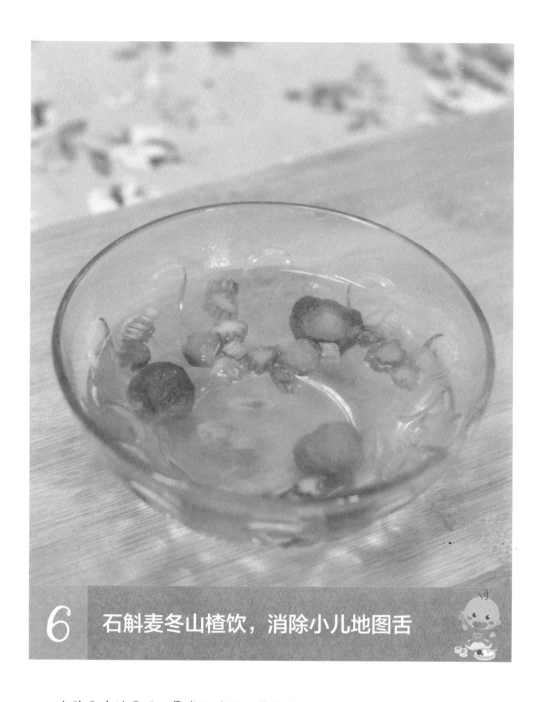

**6** 石斛麦冬山楂饮，消除小儿地图舌

　　小孩子有地图舌，最常见的原因是胃阴不足。胃阴就是胃里的津液，胃阴不足，胃里就会有火。胃火上行到口中，影响到舌苔，就会形成地图舌。伴随着地图舌的，往往还有口干、爱喝水、肚子胀、大便干等问题。这时候就可以给孩子喝石斛麦冬山楂饮，做起来很简单哦！

## 准备材料

石斛、麦冬、山楂各⑥克。

## 制作方法

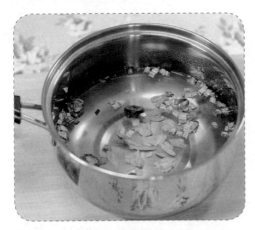

1. 用清水浸泡石斛、麦冬、山楂，半小时左右。

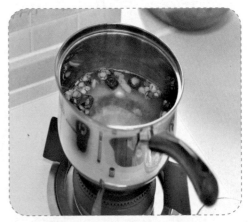

2. 在锅里加入两小碗清水，把石斛、麦冬、山楂放入锅内，开大火煮沸后，换成小火再煎15分钟，即可饮用。

## 功效点评

石斛归胃、肺、肾经，有益胃生津、滋阴清热的作用。麦冬有益胃生津、养阴润肺的作用，《医学衷中参西录》言其"能入胃以养胃液，开胃进食，更能入脾以助脾散精于肺，定喘宁嗽"。上面这两味中药都有滋胃阴的作用。山楂健胃消食，孩子的食积消下去了，胃里没有热了，消耗的胃阴自然少了。

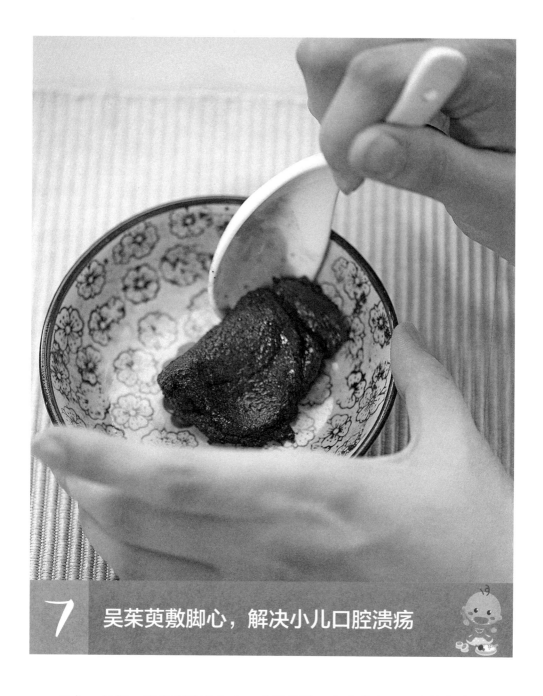

**7** 吴茱萸敷脚心，解决小儿口腔溃疡

天气一干燥，宝宝们就爱上火，嘴唇干裂，口腔溃疡，一碰就疼得龇牙咧嘴的，受凉之后，还会咳嗽、发热，一家人都跟着折腾。其实可以试试用吴茱萸膏来缓解孩子的症状。

吴茱萸10克，醋适量。

## 制作方法

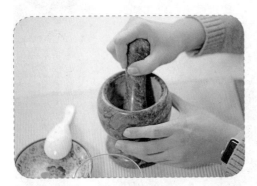

1.把吴茱萸研成细末，越细越好。

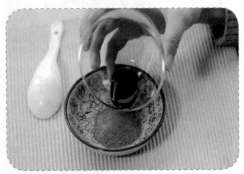

2.将吴茱萸粉放在碟子里，加上醋，注意，不要加太多醋，以免太稀。

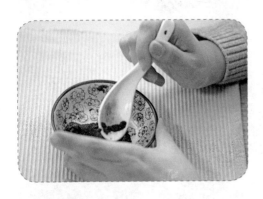

3.在孩子夜里睡着以后，取出吴茱萸膏均匀地涂在孩子脚心涌泉穴上，用纱布固定起来即可。

## 功效点评

　　这个方子是河南中医药大学第一附属医院风湿科李松伟博士推荐的，其实是个流传几百年的小验方，非常管用。吴茱萸温中下气，入足太阴、少阴、厥阴三经，大家都知道，足太阴、少阴、厥阴三经都是从头到脚的，所以用吴茱萸敷脚心，可以引火下行，从而达到祛火的作用。

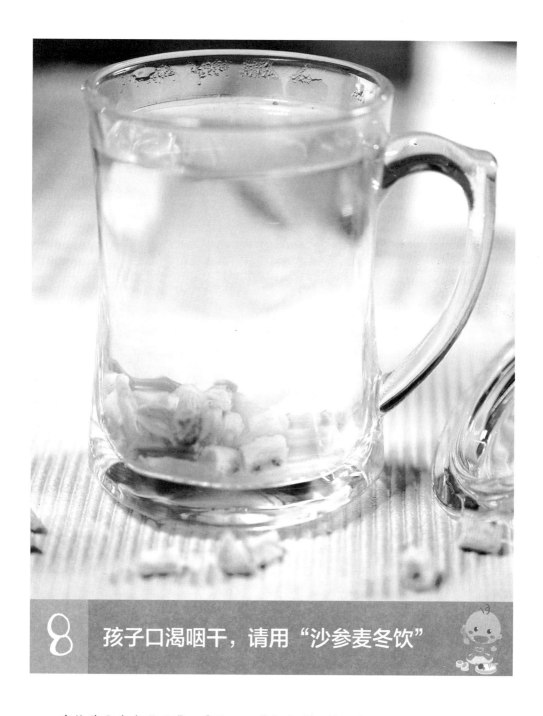

# 8 孩子口渴咽干，请用"沙参麦冬饮"

有些孩子会出现口渴、嗓子干，喝水非常频繁。有时候还会"咳儿、咳儿"咳嗽几声，但是嗓子里也没有痰。不要着急，这时候可以给孩子用沙参麦冬熬水喝。

北沙参8克，麦冬6克。

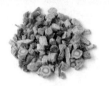 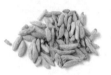

## 制作方法

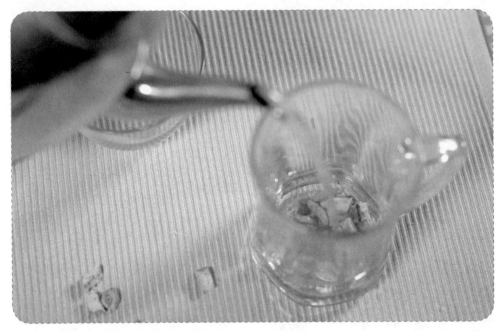

将以上两味药混合在一起，用三指捏一捏儿，放入茶杯中，加入沸水冲泡。焖上十分钟即可饮用。

## 功效点评

沙参归肺、胃经，有清热养阴、润肺止咳之功效。麦冬滋阴生津、润肺止咳、清心除烦。宝妈们可不要觉得这个方子简单，在著名的古代医书《温病条辨》中有一道方剂叫"沙参麦冬汤"，这个方子就是根据沙参麦冬汤简化而来的。儿科、呼吸科的大夫非常喜欢用这个方子来治病，甘寒生津，清养肺胃，效果非常好。

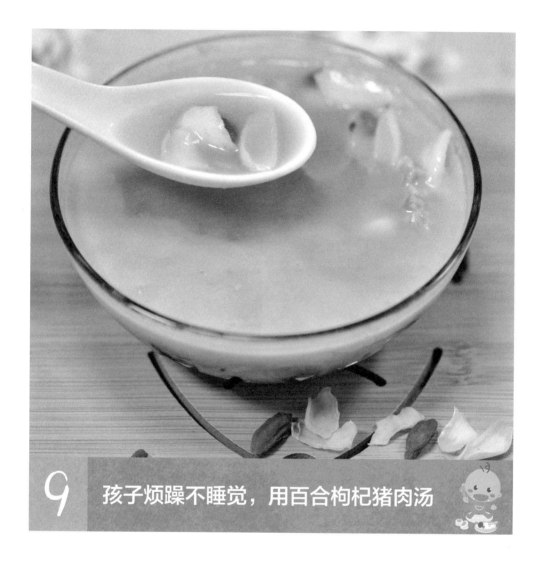

# 9 孩子烦躁不睡觉，用百合枸杞猪肉汤

　　很多孩子晚上睡觉是个老大难，该睡不睡，大人哄小孩子，都快把自己哄睡了，他还是在那里精力十足。好不容易睡着了，又翻来翻去，咱们当家长的还得起来给小家伙盖被子。更有甚者，你睡得正香，忽然闻到一股臭味，原来，孩子睡觉的时候乱动，把脚伸到你的脸上了。咱们当家长的，晚上给孩子盖被子，闻脚臭味，都没有怨言，但孩子要是在因此受凉生病，那就麻烦了。

　　其实，这跟孩子心火大有很大关系。中医理论认为，白天为阳，夜间属阴。阳主兴奋，阴主安静。阳在外，阴在内。晚上阳气渐归于里，与阴相合，因此人的兴奋降低，进入休息睡眠，如果阳不入阴，就会使人处于兴奋状态，不易入睡。

　　所以，把孩子的心火给消一消，晚上自然就睡得好了。方法很简单，给孩子做百合枸杞猪肉汤吧！

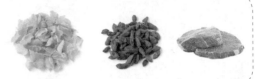

百合20克，枸杞10克，猪肉50克。

## 制作方法

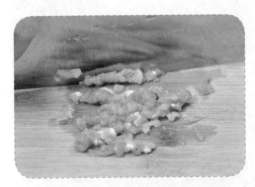

1.把猪肉洗干净，切成小碎丁。

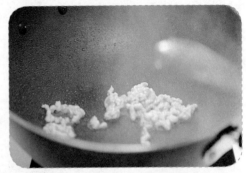

2.在炒锅中加点食用油，把猪肉倒入炒锅中翻炒。

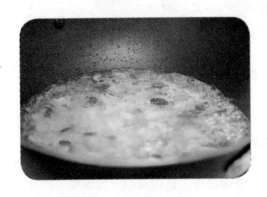

3.加入冷水，把百合、枸杞一同放入炒锅中炖熟，再加入调味料就可以了。

## 功效点评

百合宁心安神、养阴润肺的效果非常好，枸杞滋阴、清热、补虚。如果你家孩子最近白天烦躁脾气大，晚上多汗睡不沉，可以用这道汤给孩子调补一下。

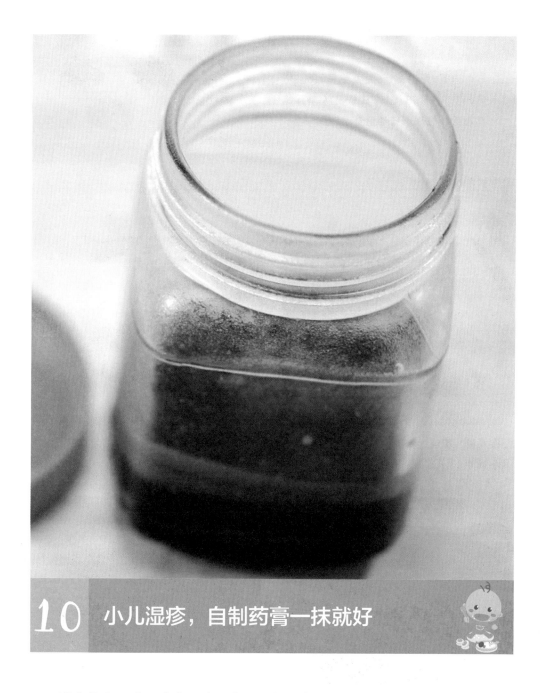

# 10 小儿湿疹，自制药膏一抹就好

湿疹是小儿的一种常见病，孩子出得满脸、满身都是，特别让父母们心疼。河南中医药大学第一附属医院儿科主任医师黄牲有个经验方，效果非常好。

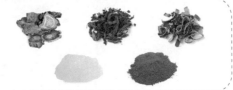

大黄6克，黄连6克，黄柏6克，枯
矾8克，青黛3克。（注意，以上五味
药都用颗粒剂）猪油适量。

## 制作方法

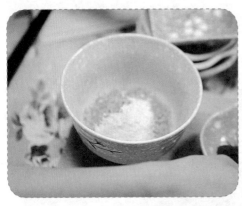

1. 将大黄、黄连、黄柏、枯矾、青黛颗粒倒
入小碗中。

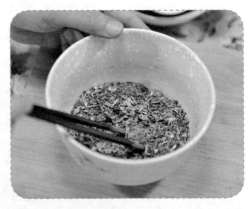

2. 用筷子搅拌，使五种药物均匀混合。

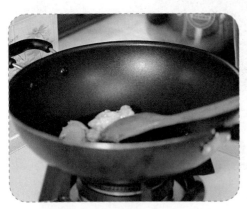

3. 把猪油放在炒锅上，开小火。

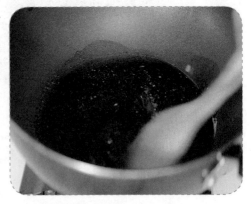

4. 把混合后的中药颗粒倒入猪油中，不断
搅拌，使药物充分地混入猪油中。注意，
猪油不用太多，能把药物充分黏合即可。

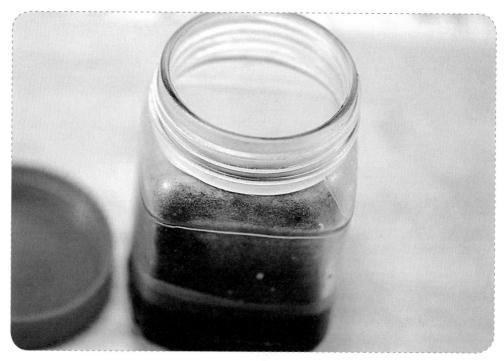

5.5分钟后，关火，待冷却后把药膏倒入准备好的小瓶中备用。

## 功效点评

　　上面几味中草药用颗粒剂，一般情况下到中医院里都可以买到。这个方子里，大黄有清热泻火的作用，但它清的主要是上焦和下焦的火；黄连也可清热泻火，它清的是上焦和中焦的火；黄柏有清热燥湿的作用，湿疹嘛，与湿邪有关；枯矾的作用是燥湿止痒；青黛可以泻五脏六腑之火。

　　这里用猪油混合的原因是猪油性寒，不仅可以清热润燥，还可以滋润肌肤。每天少量多次，均匀地涂抹在小儿的患处，不要太厚。有些家长担心用猪油会不会显得脸上油乎乎的，其实不会，涂得少一些，很快就会被肌肤吸收掉了。药物也会作用到肌肤上，所以效果特别好。

　　然后是母亲"奶热"的问题。黄甡老师说，现在人的营养都好了，尤其是怀孕的时候，生怕营养不够，就使劲儿吃。所以现在大部分新妈妈的体质都偏热，不过分娩以后由于耗费精力、出血等原因，会有所缓解。

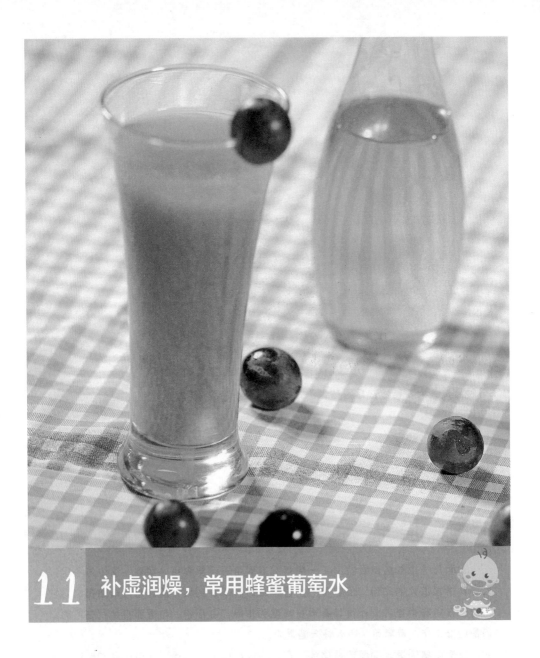

## 11 补虚润燥，常用蜂蜜葡萄水

　　秋季秋高气爽，是最适合养生的好时节，但是干燥的天气也是纵容疾病"猖狂"的元凶。在秋季，咽痛、咳嗽以及一些肺部疾病高发，所以秋季养生应该注意补虚润燥。尤其是小宝宝们，身体更为娇嫩，燥邪更容易侵害他们幼小的身体。作为宝妈们，此时此刻就应该为宝宝们建立起一个有效的防护屏障，而这个防护屏障就是补阴润燥的蜂蜜葡萄水。

新鲜成熟葡萄250克，蜂蜜
50毫升，50℃温开水100毫升。

**制作方法**

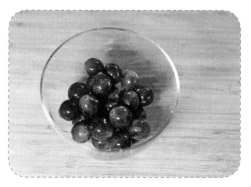

1.将新鲜葡萄洗干净，去掉果柄。

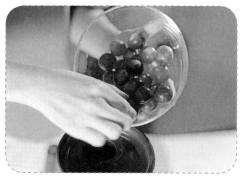

2.用榨汁机榨取新鲜葡萄汁备用。

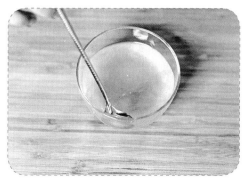

3.将蜂蜜倒入温开水中混匀。这里宝妈们
要注意，开水一定要放置到50℃左右。水
温过高容易破坏蜂蜜的营养成分。

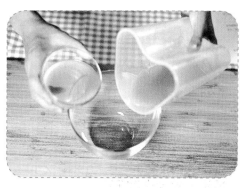

4.将葡萄汁倒入蜂蜜水中，混匀即可饮用。

**功效点评**

中医认为，葡萄性平，味甘、酸，入肺、脾、肾经，有补气血、益肝肾、生津液、
强筋骨、止咳除烦、补益气血、通利小便的功效。中医认为，蜂蜜味甘，入脾、胃二经，
能补中益气、润肠通便。并且蜂蜜葡萄水酸甜可口，很受小孩子们的喜爱。

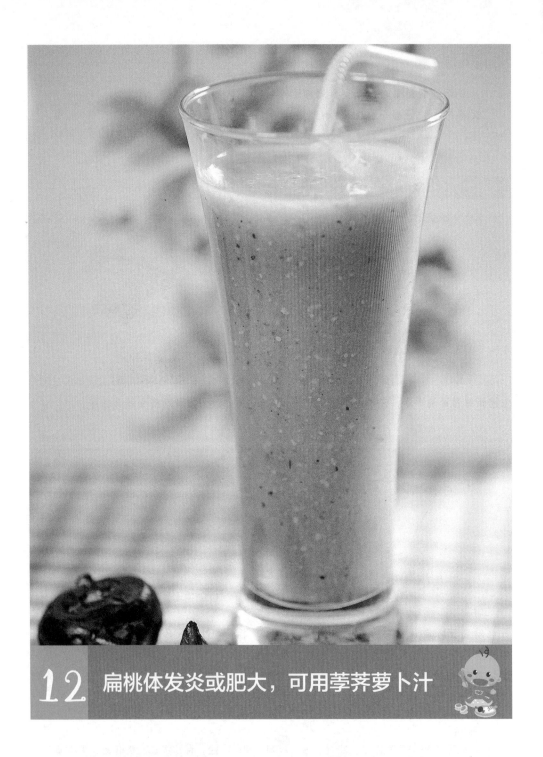

**12** 扁桃体发炎或肥大，可用荸荠萝卜汁

　　小儿出疹之后，往往会伤阴咳嗽。当宝宝们出现此类状况时，就是荸荠萝卜汁体现它的价值的时刻。

新鲜荸荠、白萝卜各250克，
白糖适量。

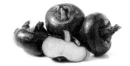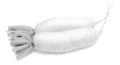

**制作方法**

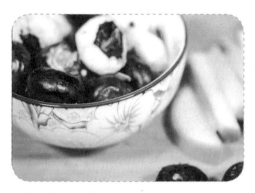

1.将准备好的荸荠、白萝卜洗干净。

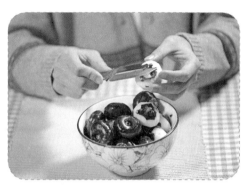

2.将荸荠剥皮备用。

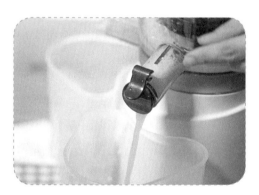

3.荸荠、白萝卜用榨汁机分别榨汁备用。

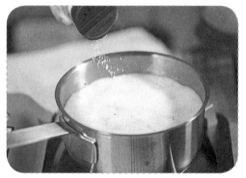

4.将荸荠汁与鲜萝卜汁一同煮开，加白糖
适量，放凉即可饮用。

**功效点评**

　　荸荠可以清热止渴，利湿化痰，用于热病伤津烦渴、咽喉肿痛、口腔炎、肺热咳嗽。白萝卜其色白，属金，入肺，味甘、辛，性平，归肺、脾经，具有下气、消食、除疾润肺、解毒生津、利尿通便的功效，主治肺热、便秘、吐血、气胀、食滞、消化不良、痰多、大小便不通畅等。荸荠萝卜汁的主要功效为清热养阴，解毒消炎，若孩子们有扁桃体、腺样体发炎或者肥大，宝妈们都可以给孩子做荸荠萝卜汁。

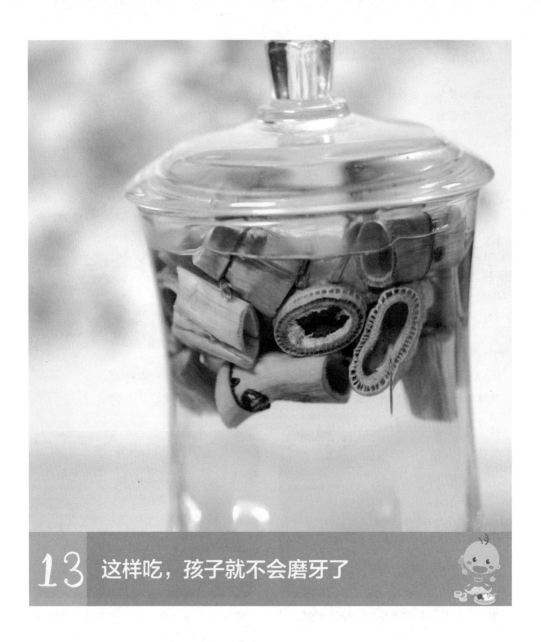

## 13 这样吃，孩子就不会磨牙了

很多家长发现，孩子晚上睡觉爱磨牙。所以，当父母的特别担心孩子磨牙时间久了会把牙磨坏了。

小儿磨牙很常见，病根儿在哪儿呢？其实还是在胃上。中医古书《医学入门》中说："以牙床属胃，牙齿属肾。"意思是说，孩子的牙床跟胃有密切关系，牙齿和肾有密切关系。磨牙的时候，是牙床不舒服，才会使上下两排牙齿磨来磨去。所以，磨牙的根本原因还在于胃里有热、胃经有火，"热则动"，所以才会磨牙。给孩子清清胃热，孩子就不磨牙了。

有一个小验方也非常管用，就是芦根冰糖水。

芦根30克（一天的量），冰糖适量。

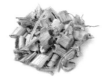

**制作方法**

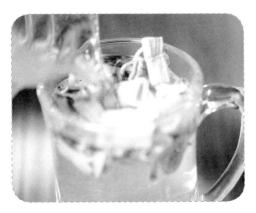

1.把芦根加入开水中，焖上10分钟。

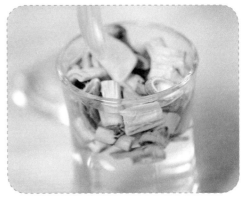

2.根据孩子的口味加入适量的冰糖，搅拌均匀后给孩子饮用即可。

**功效点评**

芦根很好买，一般的中草药店都有卖的。它"味甘"，也就是说，有淡淡的甜味，孩子喝起来也不会难以下咽。如果孩子愿意喝的话，就不用加冰糖了。如果不愿意喝的话，可以适当加点冰糖调调味儿。芦根入胃经和肺经，可以清热生津，清胃热的效果非常好。当然，如果您给孩子喝上几天后，还不好，那就停掉吧，因为它是凉性的嘛，喝多了伤胃。这时候最好找中医儿科大夫调理一下。